口から見える貧困

健康格差の解消をめざして

兵庫県保険医協会 編著

Hyogo Medical Practitioners Association

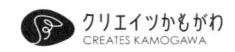

クリエイツかもがわ
CREATES KAMOGAWA

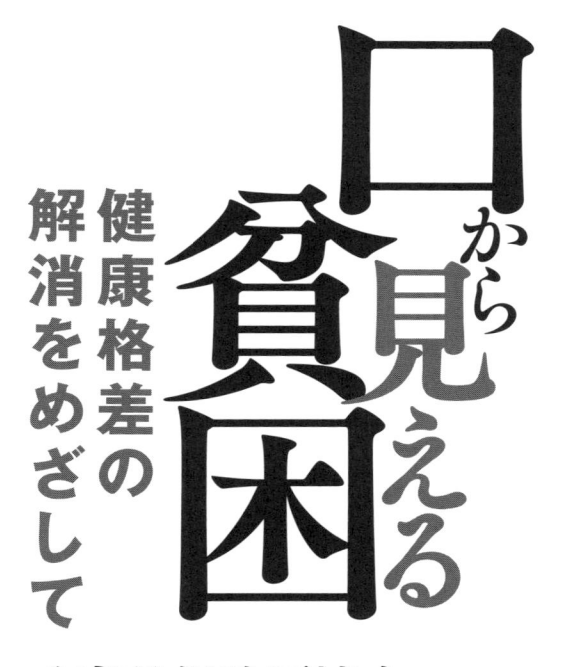

はじめに

兵庫県保険医協会は兵庫県の医師・歯科医師約7400人で構成され、「開業保険医の生活と権利を守り、患者・住民とともに地域医療の充実・向上をめざす」ことを目的にしています。そして、「患者・住民とともに地域医療の充実・向上をめざす」ことの一環として、国民の口腔の健康を守るために、歯科医療関係者と患者・住民との協同のネットワークとして、兵庫県民主医療機関連合会などとともに「保険でより良い歯科医療を」兵庫連絡会を2009年に立ち上げ、「保険のきく治療の拡大」「患者負担の軽減」「診療報酬の改善」を求めています。

兵庫県保険医協会は保険でより良い歯科医療を求める取り組みとして、兵庫県の全ての小中高等学校、特別支援学校を対象に「2016年学校歯科治療調査」を2017年3月に実施しました。

調査結果を公表するやいなや、各新聞社・テレビ局から取材が殺到しました。皮切りはNHK神戸放送局のニュース番組(4月26日)で、調査結果をもとに、「むし歯の子ども65%が治療せず」「〃口くう崩壊〃300人以上」と、県内で口腔崩壊の子どもが1800人にのぼると推定、回答の自由記入欄の一部を紹介し、「咀嚼が困難なまま長期間放置されている」「歯肉炎も重度。固いパンが食べられない」「声が小さく表情があまりない」と学校生活にも支障が出ているとし、家庭状況についても、「経済的困難」「育児放棄」「ネグレクト傾向」「仕事が忙しく医院に行くヒマがない」などの事例があると報道されました。保険医協会理事（当時、現在副理事長）でもある足立了平・神戸常盤大学短期学部教授のコメントとして、「口くう崩壊の子どもはその背景に経済的な困難やひとり親、共働き、保護者の理解不足などが見えてきている。歯につながるため、働き方改革、貧困対策、経済困窮者の対策が急務になっている」と紹介もされました。

その後も、神戸新聞が「虫歯放置児童・生徒65％　県内２７４校調査　経済格差背景か」（5月19日）と報道し、「歯と口の健康週間」が始まる6月4日の社説でも「子どもの歯　『口腔崩壊』の実態把握」と題し、調査の内容とともに保険医協会の役員でもある学校歯科医のコメントも紹介したほか、「児童生徒のむし歯　減少傾向だが――口腔崩壊状態３４６人　県保険医協会歯科部会が調査」（毎日新聞、5月19日）、「口腔崩壊の生徒１８００人　兵庫県保険医協会　歯科調査で推定」（しんぶん赤旗、5月19日）、「『要受診』6割以上放置　県保険医協会　家庭状況の把握必要」（産経新聞、5月23日）、「『口腔崩壊』3割超の学校　県保険医協会調査　未受診6割以上」（読売新聞、5月27日）、「学校の歯科健診で『要受診』65％は受診確認できず」（朝日新聞、6月2日）など各紙で報道が続きました。

そうした反響の中で、6月4日に「保険でより良い歯科医療を」兵庫連絡会主催で市民シンポジウム「口から見える貧困　健康格差の解消を目指して」を開催し、冨澤洪基・尼崎医療生活協同組合生協歯科所長をコーディネーターに、足立教授の基調講演、加藤擁一・保険医協会副理事長の学校歯科治療調査の結果報告と合わせて、教育関係者として、子どもの権利条約をすすめる兵庫の会事務局長の井山和重氏、マスコミ関係者として、神戸新聞社論説委員長の三上喜美男氏にそれぞれパネル報告いただき、貧困と歯科の健康格差の関係とその改善に向けて多角的な意見が交わされました。

本書は、このシンポジウムの講演と報告の記録をもとに、調査結果について現場の養護教員、学校歯科医を交えた座談会、先行して同じ調査を実施した6府県の保険医協会からの寄稿などから構成されています。

本書は、「子どもの口腔崩壊」を「子どもの貧困」の問題と関連づけることに疑問をもっている方々にもぜひ読んでいただきたいです。実際に、そうお考えの方もたくさんいらっしゃることでしょう。毎日放送「VOICE」が5月19日に「35％の学校で『口腔崩壊』」と題し調査と足立教授のコメントを報道し、ネット上でも記事が配信されていますが、匿名で誰でも自由に書き込めるコメント欄には、「歯磨きするのに金かからん、経済的理由はない。親の生活習慣、しつけの問題」など、歯科疾患の原因を貧困など「社会的決定要因」にあると見ずに、親の「自己責任」にすぎないかのような意見が大量に書き込まれています。しかし、はたして、子どもの口腔崩壊を「自己責任」に解消できるのでしょうか？　この問いについては、本書を読みながら考えていただきたいと思います。

本書を通じて、子どもの貧困と口腔の健康格差を切り口に、国家責任である憲法25条「生存権」に基づく社会保障としての歯科医療を充実させることの重要性を考えるきっかけにしてくだされば幸いです。

兵庫県保険医協会歯科部会長・「保険でより良い歯科医療を」兵庫連絡会代表世話人　吉岡　正雄

巻頭メッセージ

全国保険医団体連合会副会長・歯科代表　宇佐美　宏

口腔の健康と全身の健康との密接な関係については、科学的根拠に基づく調査報告によって次々に明らかにされ、現在、多くの国民の知るところとなっています。国としても口腔の健康保持のための取り組みを強めており、２００１年に公表された「健康日本21」の中でも、一定の目標が明示された９分野のひとつとして、「栄養、食生活」「身体活動、運動」「たばこ」「アルコール」等と並んで「歯の健康」が挙げられています。

そのために掲げられた具体的な目標は、①幼児期のう蝕（むし歯）予防、②学齢期のう蝕予防、③成人期の歯周病予防、④歯の喪失防止、の４つのグループに分けて設定されています。このうち、80－20運動（１９８９年）等もあって、④についてはすでに目標値が達成されており、現在、日本人の口腔状態は以前よりは良好な状況で推移していると言えます。

ところが一方で、経済格差と貧困の広がりのなか、健康格差が進行しており、なかでも経済格差と口腔の健康格差とが正の相関にあるという事実が、ＷＨＯやイギリス等でも指摘されています。

２０１５年９月に「日本老年学的評価研究会」の主催で行われた「健康の社会的要因と健康格差の縮小

――歯科分野の研究と政策の観点から」国際シンポジウムの講演で、同年に「口腔の健康格差の研究と政策の国際センター」を発足させたユニバーシティーカレッジ・ロンドンのリチャード・ワット疫学公衆衛生学部学部長は、「健康格差とは、〝たまたま〟では済まされない格差。受け入れられないほど不公平なもので、所得格差と健康格差が比例している」と強く訴えました。他のシンポジストからも経済格差と口腔の健康格差のさまざまなデータが発表されたなか、大阪府歯科保険医協会が行った「学校歯科治療調査」によって、経済的な理由で口腔崩壊状態にある学童の存在が指摘され、参加者に衝撃を与えました。

「学校歯科治療調査」については、2012年、全国に先駆けて大阪府歯科保険医協会が、大阪府内の公立小学校でアンケート調査を行ったものです。それによると、要歯科治療者が33％もいるのに、そのうち半数が治療を行っていない、という回答があり、なかでも経済的な理由による口腔崩壊状態の児童を見たことのある養護教員が39％もいることがわかりました。

その後、同様の調査が長野県、宮城県、岩手県、三重県、山口県、兵庫県の各保険医協会で行われましたが、どの県でも3～4割の要治療者に対し、4～6割の未受診者、3～4割の学校に口腔崩壊児童が存在する、というほとんど同じ結果が報告されています。

こうした子どもの口腔崩壊状態については、マスコミの関心も高く、大阪では2011年毎日放送のニュース番組「VOICE」において「歯科医院に行けない子ども！　むし歯急増の陰に経済格差」が放送され、先の大阪府歯科保険医協会の調査のきっかけにもなりました。また直近では、NHKの福岡放送局が2017年8月10日に「子どもに広がる〝歯の健康格差〟」を放映しています。この放映にあたっては福岡県歯科保険医協会が資料提供を行い、全国保険医団体連合会（保団連）にも問い合わせがありました。番組のなかで、現在、むし歯のある子どもの割合は、この40年で激減する一方、ＮＨＫの調査では、むし歯が極端に多い〝口腔崩壊〟の子どもが回答した小、中学校の３割以上に及ぶことが放映され、その背景にあるのが共働きやひとり親家庭の増加に伴う〝親の余裕のなさ〟であると視聴者に強く訴えました。

国も、平成14年に閣議決定した「子供の貧困対策大綱」を具体化すべく、全国調査に乗り出しています。保団連としても、子どもの貧困と口腔崩壊については全国発信し、歯科医療の重要性を訴えることの必要性を痛感しています。

こうしたなか、このたび兵庫県保険医協会が、最新の調査をベースに開かれた「市民シンポジウム」をまとめる形で、『口から見える貧困――健康格差の解消をめざして』という新著を発刊する運びとなったことをお聞きしました。その内容を拝見したところ、集められたデータも豊富で、原因から解決の処方箋まで提示された充実した内容に感心しました。

一方、２００８年にＷＨＯは「社会的不遇の程度と密接に関係した劇的な格差が存在する。こうした格差は決して起るべきでない」との報告書を出し、「①雇用と教育をはじめとする生活の条件の改善、②所得の再分配機能を強化する社会保障政策など資源の公平な配分、③健康格差の見える化」との３つの提言を行っています。

今回の新著は、まさにこれに応える内容となっています。この新著が歯科医療改善運動の重要なツールとなることを確信しています。

口から見える貧困——健康格差の解消をめざして＊もくじ

第2章 子どもの権利条約と口腔崩壊・健康格差

第1部
口から見える貧困

第1章

「学校歯科治療調査」から見る子どもの貧困と口腔崩壊

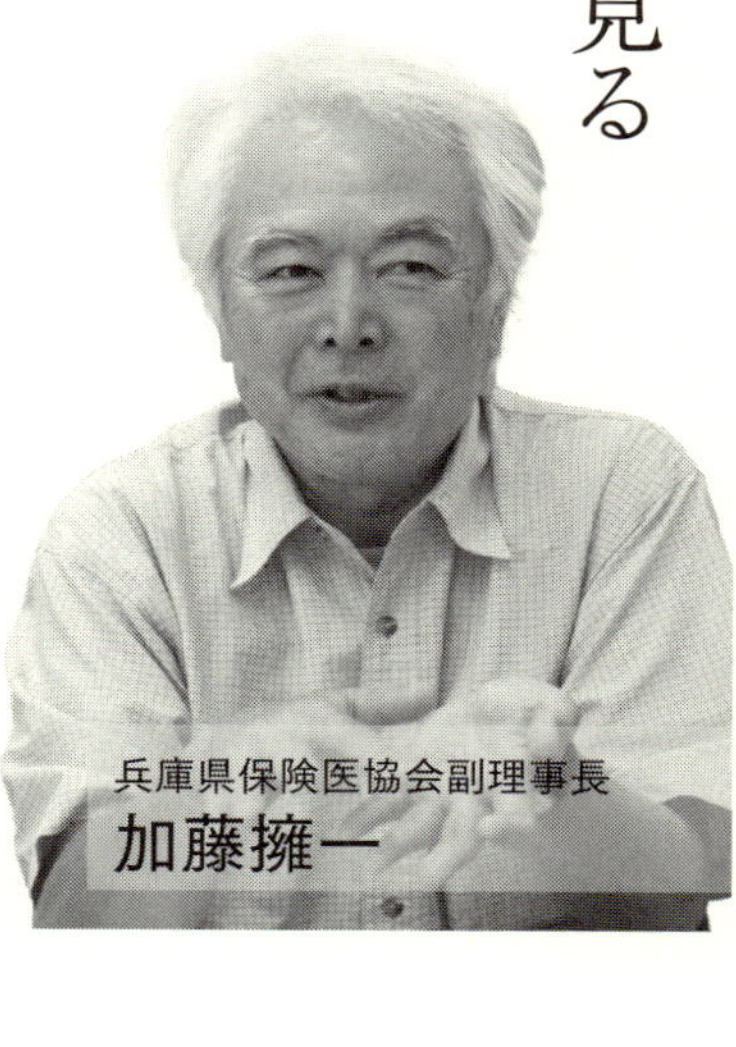

兵庫県保険医協会副理事長
加藤擁一

近年、子どもの貧困問題が注目されています。厚生労働省の国民生活基礎調査（２０１３年）によると、相対的貧困*状態にある17歳以下の子どもは16・３%、６人に１人となっています。２０１５年調査では13・９%（７人に１人）とやや改善されているものの、ＯＥＣＤ（経済協力開発機構）加盟国の中では、依然として最低水準にあります。

低所得層の食生活が偏りがちであるとの指摘が、多くの研究者によってなされています。新潟県立大学の村山伸子教授らが２０１３年９～12月、東日本の４県６市町村で実施した調査では、低所得世帯の子どもが「休日の朝食を食べない、または食べないことがある」と答える割合は、一般世帯の１・６倍でした。「家庭で野菜を食べる頻度が低い（週２、３回以下）」は２・０倍、「インスタント麺やカップラーメンを週１回以上食べる」は２・７倍と、それぞれ大きな差が見られました。村山教授は「貧困家庭の子供の食事は主食に偏りがちで、栄養バランスが崩れている可能性がある」としています。

また、日本医科大学の可知悠子助教らは2015年、全国から無作為に抽出した6歳から18歳までの子ども794人を対象に分析を行っています。その結果、青年期では、世帯を月間の家計支出額にもとづいて3つのグループに分けた場合、下位3分の1の世帯（平均家計支出額16・5万円）は、上位の世帯（平均家計支出額45・2万円）に比べて肥満の割合が3・4倍高いことが判明したとしています。可知助教は「家計支出が低い世帯では、家庭で炭水化物や脂質に偏った食事を採る傾向にある。適切な食育指導などの対策が必要だ」と述べています。

大阪府歯科保険医協会が2012年から経年的にとりくんでいる「学校歯科治療調査」では、学校歯科健診で「要受診」と診断されたにもかかわらず、歯科受診をしていない小・中・高校の子どもの割合が65・3％（2016年調査）ときわめて高く、私たちに衝撃を与えました。また、むし歯が10本以上ある、あるいは歯の根しか残っていないような未処置歯が何本もあるなど、咀嚼《そしゃく》（噛むこと）が困難な「口腔崩壊」の状態にある子どもが「いる」と答えた学校が、全体の45・4％にのぼることも明らかになりました。

近年子どものむし歯が急激に減少しているなかで、この調査結果は何を意味しているのでしょうか。多くの養護教諭が、口腔崩壊の個々の事例で「生活が苦しい状況を指摘」していると、同調査では述べています。先の研究者たちの指摘する食生活の偏りとともに、同協会は生活習慣やネグレクトなど「家

＊相対的貧困（率）＝世帯収入から子どもを含む国民一人ひとりの所得を仮に計算し、順番に並べたとき、真ん中の人の額（中央値）の半分（貧困線）に満たない人の割合。子どもの貧困率は、18歳未満でこの貧困線に届かない人の割合を指す。（「朝日新聞」2014年7月16日付より）

庭に何らかの問題を抱えていることが伺える」としています。

1994年にわが国も批准した「子どもの権利条約」には「到達可能な最高水準の健康を享受することと並びに病気の治療及び健康の回復のための便宜を与えられることについての児童の権利を認める。締約国は、いかなる児童もこのような保健サービスを利用する権利が奪われないことを確保するために努力する」（第24条）と記されています。口腔の健康は子どもの心身の成長・発達に大きな影響をもっています。むし歯を放置したあげく口腔崩壊にいたった子どもたちが「口を見せて笑わない」「好き嫌いが多い」などという養護教諭の具体的指摘は、子どもの人権にかかわる問題であると考えます。その背景に貧困・格差があるとすればなおさらです。

2017年は国連子どもの権利委員会に報告書を提出する年です。私たちもこの報告のための一助になればと思い、今回兵庫県の学校歯科治療調査を行いました。調査に当たっては、大阪歯科保険医協会の調査内容を全面的に参考にしました。ご協力に感謝する次第です。

1　衝撃的な調査結果
――未受診率65％、口腔崩壊児も35％の学校に

⑴調査の目的

今回の学校歯科治療調査の目的は次の3点でした。

一つは、公的に行われている学校歯科健診の結果を受けて、そこで口腔の異常を指摘された子がき

ちんと治療を受けているかどうかを調べることです。

2点目は、いわゆる口腔崩壊の子どもがどの程度いるのかを知ることです。なお調査に際し、口腔崩壊について次のように仮定義しました*。

【口腔崩壊】

①むし歯が10本以上ある

②歯の根しか残っていないような未処置の歯が何本もある

③①または②により咀嚼が困難な状態

3点目は、学校での保健指導の現状を把握することです。

調査は、2017(平成29)年3月の1か月を期間として実施しました。兵庫県には小学校、中学校、高等学校、特別支援学校が、公立、私立合わせて1409校あります。そのすべての学校に調査の依頼書を送りました。

そのうち274校から回答がありました。回答率は19・5%でした。各校には年度末の忙しい時期にご協力いただき、深く感謝する次第です。

*いわゆる「口腔崩壊」という言葉は広く使われているが、明確な定義はなされていない。大阪歯科保険医協会が過去のアンケート調査で用いた①～③の要件を準用した。長野・宮城・岩手・三重・山口各保険医協会の調査でも同じ準用を行っている。

⑵未受診率──高校では84％にも

回答校の検診受診者は合計11万人余でした。そのうち「むし歯などの口の異常がある」と診断された「要受診」の子どもは、全体のおおむね3割、3万4869人にのぼりました。中学校でやや減りますが、これは乳歯と永久歯が生え替わる時期のためと推測されます。高校になるとまた増える傾向です。特別支援学校は4割と、少し高い結果を示していました。

歯科健診が終わると、各学校では保護者宛に「歯・口腔の健康診断結果のお知らせ」という通知を出し、むし歯等があると歯科受診をすすめています。その通知には「受診報告書」がついていて、受診が終わると歯科医が確認印を押します。それを学校に提出する流れになっています。

受診率は、「要受診」の子どものうち「受診報告書」が学校に返ってきた割合です。なかには、治療しても「受診報告書」未提出の場合があるかもしれませんが、それは少ないと見ています。そして受診率の逆、100から受診率を引いたものが未受診率です。

この未受診率は、小学校で45・7％、中学校64％、高校84・3％、特別支援学校62・2％、全体で65％でした（図1）。要するに、3人に2

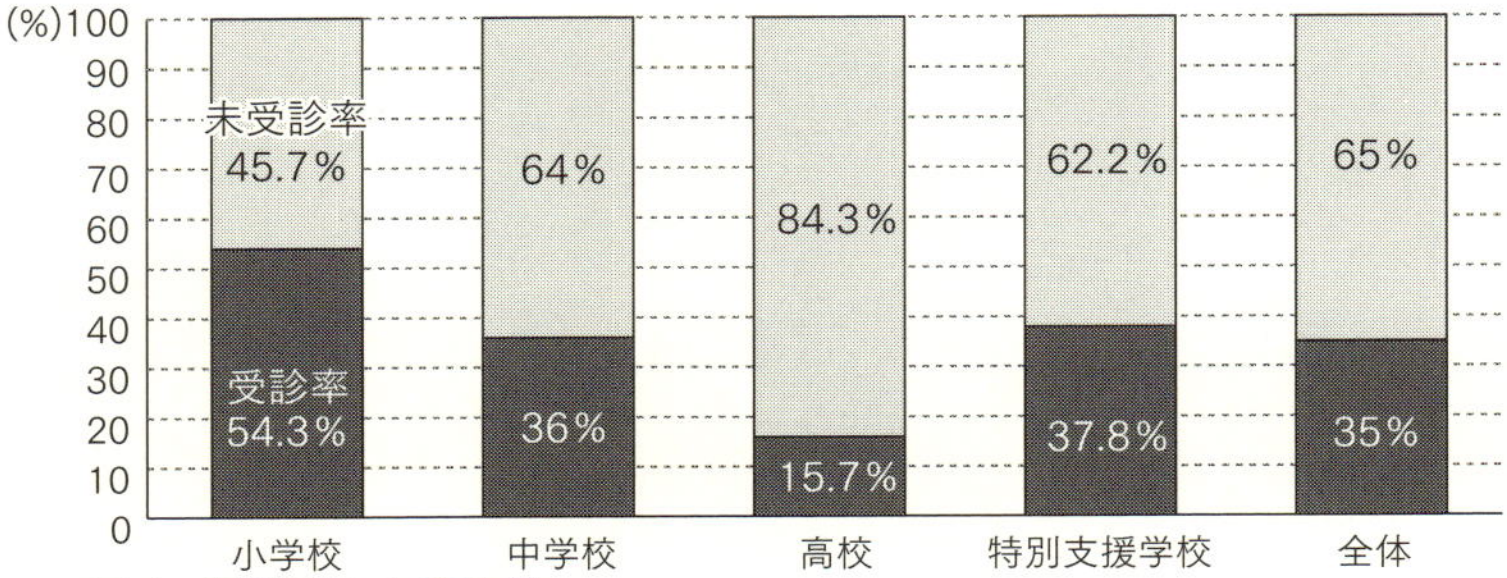

図1　受診率と未受診率

人は治療に行っていなかった可能性が高いということです。しかも、学年が上がるごとに大きく増えています。高校生にいたっては、5人のうち4人以上の割合です。

また、「未受診」の子どもの全検診者に占める割合は約2割、全生徒中おおむね5人に1人がむし歯などを放置していることになります。

(3)口腔崩壊──背景に厳しい家庭状況も

口腔崩壊については、先ほどの定義（17ページ）に該当する子どもがいるかどうかを尋ねました。1人でもいれば「いた」という回答になります。養護教諭の一定の主観的な判断も入りますが、それも含めて口腔崩壊の子が「いた」のは97校でした。100校近くで、35・4％におよびました。このうち公立高校は30校、52・6％と高い割合を示しました。

口腔崩壊児童・生徒の人数は合計346人でした。全体のほぼ0・3％です。ここでも公立高校では192人と、口腔崩壊児全体の半分以上を占めました。単純推計すると、兵庫県下の小・中・高校、支援学校の子どもたちの約1800人が、口腔崩壊の状態のまま放置されているのではないかと類推されます。

表1　口腔崩壊の子どもの家庭状況（複数回答）

	小学校（45校）		中学校（11校）		高等学校（34校）		特別支援学校（7校）		全体（97校）	
経済的困難	14	31.1%	4	36.4%	11	32.3%	2	28.6%	31	32%
ひとり親	19	42.2%	2	18.2%	14	41.2%	1	14.3%	36	37.1%
共働き	11	24.4%	5	45.5%	7	20.6%	0	0.0%	23	23.7%
DV	2	4.4%	0	0.0%	1	2.9%	0	0.0%	3	3.1%
無関心	7	15.6%	3	27.3%	5	14.7%	0	0.0%	15	15.5%
心身不安定	5	11.1%	1	9.1%	0	0.0%	0	0.0%	6	6.2%
理解不足	18	40%	4	36.4%	7	20.6%	3	42.9%	32	33%
障がい	3	6.7%	1	9.1%	1	2.9%	5	72.4%	10	10.3%
外国人	3	6.7%	0	0.0%	3	8.8%	0	0.0%	6	6.2%
その他	6	13.3%	2	18.2%	6	17.6%	1	14.3%	15	15.5%

口腔崩壊の子どもたちの家庭状況について選択肢から複数選択してもらったところ、ひとり親、理解不足、経済的困難が上位3位を占め、厳しい家庭状況が浮き彫りになってきました(表1)。

その他、詳しい調査結果を巻末に掲載しています。

2 他府県調査でも示された同様の傾向

今回の兵庫県の調査結果を、過去に同様の調査が行われた大阪、山口、三重、宮城、岩手、長野の各府県のデータと比較してみました。総合的には、全国的にも同様の受診率の低さや口腔崩壊児の存在が推測される結果となりました。

なお比較にあたり、兵庫県、大阪府以外の調査は小・中学生のみのため、兵庫・大阪も小・中学生のみにして条件を揃えています。

(1) 3~4割の「要受診」者(図2)

「要受診」者の全体に占める割合は、どの府県でも30~40%でした(小・中学校)。

6~14歳を対象にした歯科疾患実態調査(2011〈平成23〉年)での「処置歯・未処置歯を併有する者」と「未処置の者」を合わせた割合は26・9%です。学校歯科健診は歯肉疾患、歯列不正、顎関節疾患を含むため、やや高めに出たものと推測されます。

表2　他府県調査との比較

	大阪府	山口県	三重県	宮城県	岩手県	長野県
調査年	2016年	2015年	2015年	2014年	2013年	2012年
回収率	23.8%	41.8%	26.4%	52.7%	54.7%	58.6%

ほぼ同じ質問形式・内容で保険医協会調査が行われた。

ちなみに高校生の要受診率は大阪府31・9％、兵庫県31・1％でした。

(2) 4〜6割の未受診率（図3）

各府県の未受診率は40〜60％でした（小・中学校）。高校の未受診率は大阪府87・2％、兵庫県84・

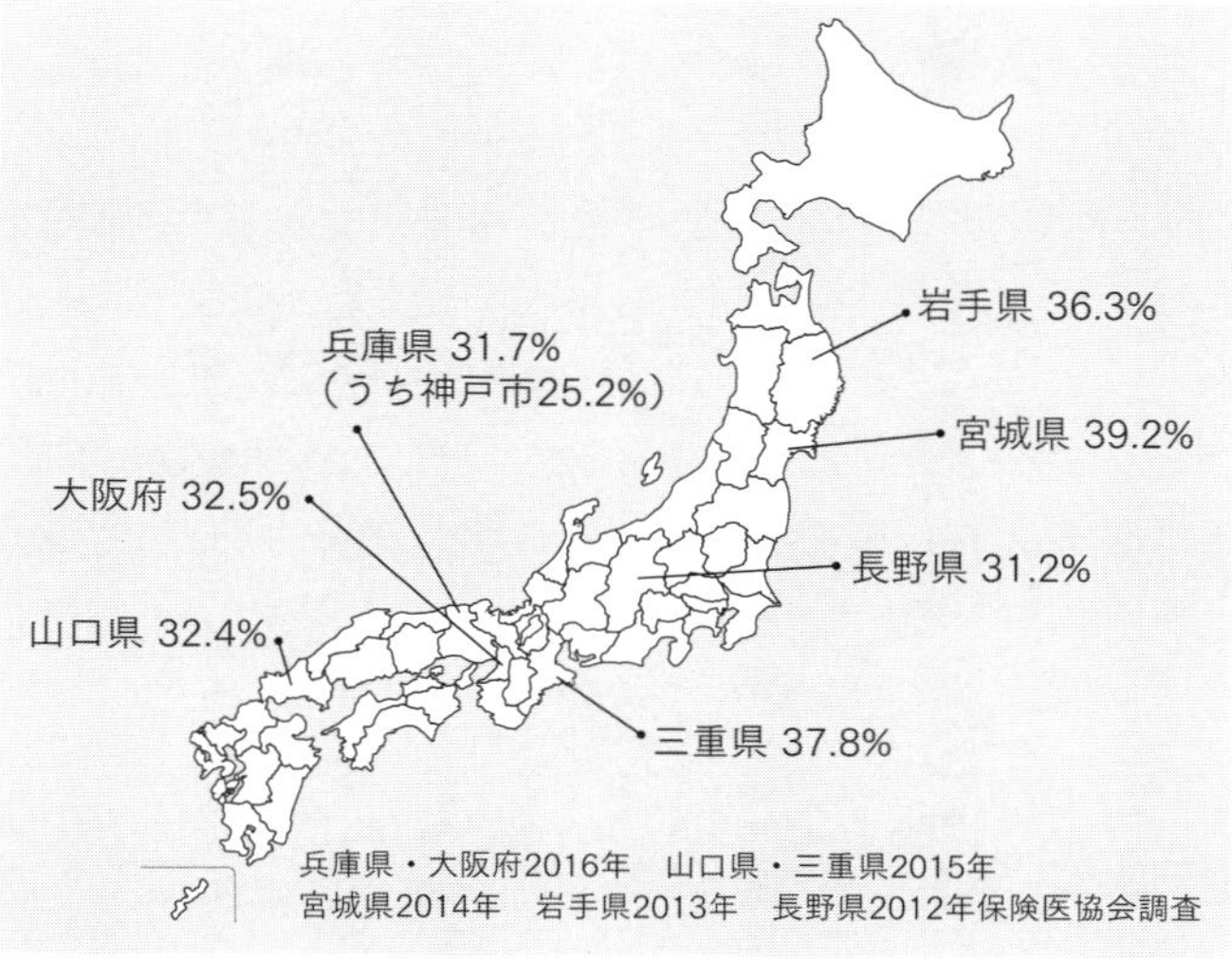

図2　府県ごとの「要受診」者の全体に占める割合（小・中学校）

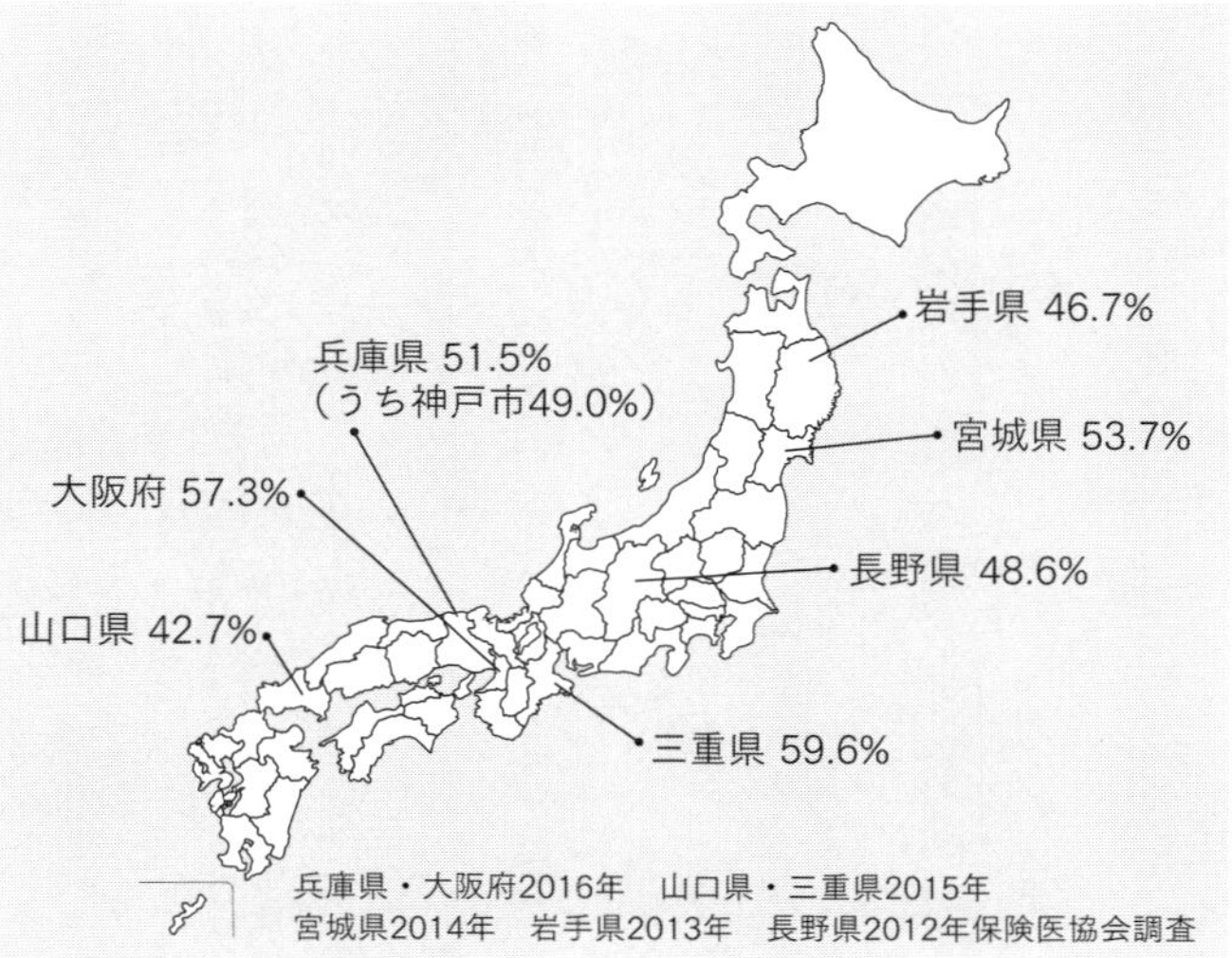

図3　府県ごとの未受診率（小・中学校）

3％と、いずれも非常に高い割合を示しています。
また各府県とも、小学校、中学校、（高校）と、上級の学校にいくほど未受診率の増大が顕著です。

(3) 3～4割の学校に「口腔崩壊」の子どもが存在（図4）

各地の保険医協会の調査に加えて2015年に沖縄タイムスが、同じ設問内容で「口腔崩壊」の調査を行っていますが、そのデータも参考に比較してみました。沖縄県、宮城県を除けば、ほぼ30～40％半ばでした。

沖縄県は、子どもの貧困率が29・9％（2016年沖縄県調査）と全国平均の倍近くです。このことが背景要因として影響しているのかもしれません。

また、宮城県は口腔崩壊の有無を「過去1年間」ではなく、「2～3年以内」との設問でしたので、同県がやや高めなのはその関係かもしれません。東日本大震災の影響も考えられます。直近では、2017年8月10日にNHK福岡支局が調査・放映した番組では、同県下の「口腔崩壊」の子どものいる学校が3割以上あると報

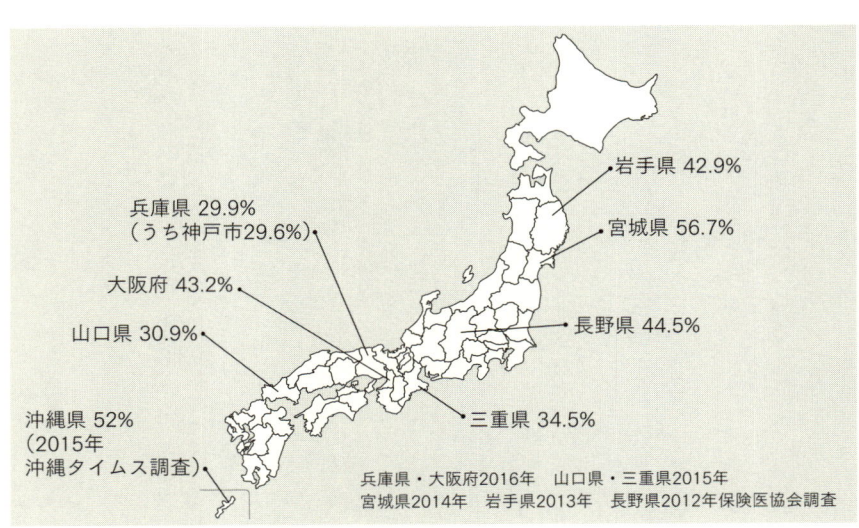

図4　口腔崩壊児のいた学校の割合（小・中学校）
（「沖縄タイムス」の2015年の同様調査を参考記載。宮城県調査は質問内容がやや異なる）

道しています。

高校は兵庫県47・2％、大阪府57・8％と、いずれも小・中学校より高い結果が出ています。

⑷全体の0・3％が「口腔崩壊者」（図5）

兵庫県、大阪府ともほぼ0・3％と一致した割合でした。単純推計だと、両府県とも千数百人の「口腔崩壊」の児童・生徒がいると推測されます。これは、全国にあてはめると4万人ほどに該当します。

また、これらの調査は学校で把握している数だけですから、不登校児などの存在も考慮すると、実態はもっと多い可能性もあります。

さらに、兵庫県の調査だけですが、特別支援学校では1・06％と健常者の3倍以上です。障害児の歯科治療の不十分さが数字に表れています。

＊次ページ以降で同様の「学校歯科治療調査」を行った各地の保険医協会からの報告を掲載します。

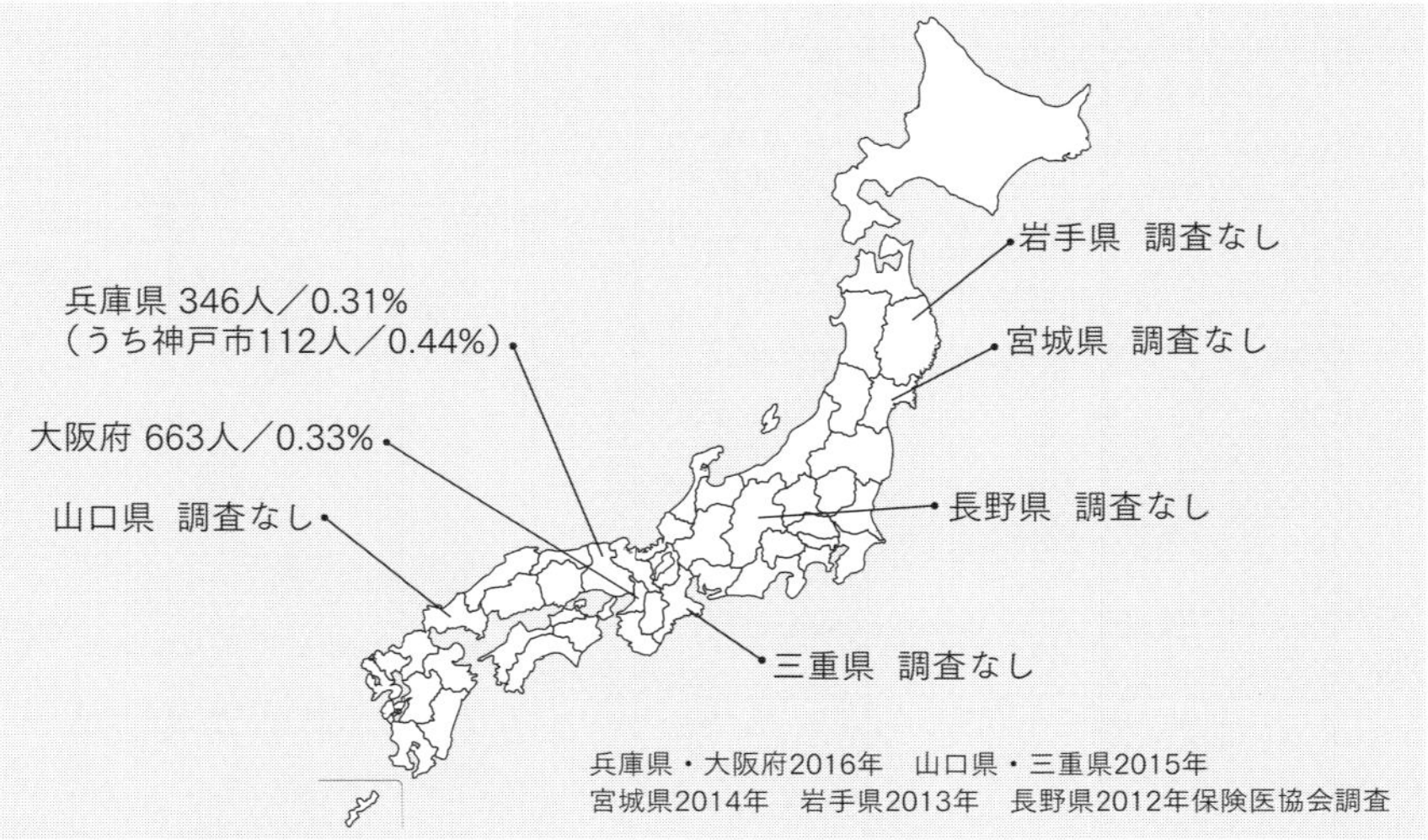

図５　「口腔崩壊者」の数と割合（兵庫・大阪／小・中・高校）

他府県調査からの報告 1
岩手県

傾向は同じ

岩手県における子どもの口腔内状態は、むし歯有病者率などが全国平均より高くなっています。岩手県は東北で唯一、医療費助成制度が「償還払い」であり、受診率や子どもたちの口腔内の状況に少なからず影響を与えていると考えられます。

岩手県保険医協会が2013年に実施した学校歯科治療調査結果は、他府県と同様の傾向を示しており、これが全国的な傾向であると推測できます。また、調査を通じて「口腔崩壊」の深刻な事例や未受診の状況、子どもたちの口腔内の状況や保護者の歯科保健意識の二極化や格差、先生たちの日々の懸命な取り組みにもかかわらず解決できない深刻な状況があることなどに改めて気づかされ、衝撃を受けました。

この状況を打開していくためには歯科医療機関と学校、行政との連携が必要であると再認識させられました。

多数の未受診者と少なくない口腔崩壊

学校歯科治療調査は、県内の小学校345校、中学校171校、合計516校を対象とし、小学校189校（54・8%）、中学校93校（54・4%）、合計282校(54・7%)より回答を得ました。

要歯科受診と診断された要受診者率（有病率）は、小学校で約3割、中学校が約2割でした。この数字だけを見ると、回答のあった小・中学校の子どもたちの口腔内の状況は、比較的良好であると考えられました。

しかしながら、小学校で要受診と診断された児童のうち歯科を受診した（治療報告書等を提出した）児童は約5割、中学校では約3割にとどまりました。治療報告書等を提出していない子どもたちの大半が、歯科受診をしていないと予測されます。そのため、要歯科受診と診断されたにもかかわらず受診していない子どもたちが、小学生では約半数、中学生では約7割という深刻な実態が浮かび上がりました。

また「口腔崩壊」を確認した学校数（口腔崩壊確認率）は、小学校が約4割、中学校は約3割でした。回答のあった小・中学校の子どもたちの口腔内の状況は比較的良好であると考えられるものの、小学校では約4割、中学校では約3割の養護教諭が、何らかの「口腔崩壊」状態に遭遇した経験をもち、子どもたちの間で口腔内の健康格差が広がっている状況が明らかとなりました。

養護教諭のみなさんからは数多くの詳細な事例が寄せられました。そのなかから歯科を受診しないと考えられる理由を分析すると、次の通りでした。

「親の歯科保健意識の低さ」	26・9％
「仕事や家庭環境など家庭内の事情」	21・2％
「治療費負担など経済的な理由」	17・9％
「歯科受診の地理的困難」	9・0％
「本人の歯科治療への忌避」	6・9％
「部活動、習い事など児童・生徒の多忙」	6・3％
「ネグレクト（疑い含む）」	4・5％
「医療費助成制度が利用しにくい」	3・0％
「その他の原因」	4・5％

また、保護者の歯科保健に関する意識と子どもたちの口腔内の状況に相関があり、二極化を指摘する意見も多数寄せられました。

以上の調査結果より、岩手県でもすでに「口腔崩壊」に陥っている子どもたちが少なからず存在するという事実と、学校歯科健診で要受診と診断されたのにもかかわらず、未受診の子どもたちが多数存在するという実態が明らかになりました。

学校任せにせず行政が対策を講じ、医療機関も協力を

子どもたちが「口腔崩壊」に陥った原因や、歯科を受診しない(できない)理由はさまざまです。

親の歯科保健意識の低さや本人の歯科治療への忌避が原因であれば、正しい知識をもってもらうよう、歯科医療機関側から保護者に対して、これまで以上に啓蒙活動を行うことを、学校や行政と検討していく必要があります。

仕事や家庭環境など家庭内の事情やネグレクトが原因の場合は、各家庭の事情を十分把握しつつ、その事情に応じたきめ細かい対応が必要です。

治療費負担など経済的な理由の場合は、生活保護、要保護、準要保護家庭であれば、医療券の適切な活用や経済的な援助が必要です。また経済的に厳しい家庭には、受診時に一部負担金の必要がない、または一部負担金の負担感を減らすような仕組みが必要です。

歯科受診の地理的困難には、保護者が送迎できなければ学校から直接、歯科治療につなげていける仕組みを、歯科医療機関と学校が協力して考えていく必要があります。

部活動や習い事など児童・生徒の多忙には、通院時間を確保してもらうよう学校や各家庭に理解を求める働きかけが必要です。

また、医療費助成制度が利用しにくいのであれば、一部負担金の償還払いの問題なのか、面倒な手続きの問題なのかを分析し、利用しやすい制度への改善が必要です。

日頃からの予防によりむし歯をつくらないことが一番ですが、「口腔崩壊」や未受診の子どもたちをなくすには、歯科を受診しやすい環境整備が必要です。そのための対策は学校任せにせず、行政が講じていくとともに、歯科医療機関も可能な限り協力することが必要だと考えます。

また「口腔崩壊」に至った理由ならびに歯科を受診しない理由の根底には、貧困や経済的困窮、治療費負担など、経済的な理由が潜在している可能性が非常に高いと考えられます。今回の調査では、医療費

助成制度の対象年齢の幅と受診率の間に関連性を見出せませんでしたが、仕事や家庭環境など家庭内の事情や治療費負担など、経済的理由で受診を控えている子どもたちが多数いるとの声や、医療費助成制度が利用しにくいという声を踏まえると、せっかくの医療費助成制度が十分に機能していないと考えられます。

満足に噛むことすら困難な子どもたちが、心身ともに健康に成長できるはずはありません。子どもたちの健やかな成長のために一刻も早く、子どもたちを口腔崩壊から守る必要があります。

「いつでも、どこでも、すべての子どもたちが、お金の心配をせず歯科医療機関を受診できる」環境整備を行っていくためには、「現物給付」を少なくとも中学卒業まで拡大する医療費助成制度の充実が求められるため、今後、重点的に検討していきたいと考えています。

（小山田　榮二・岩手県保険医協会副会長・歯科部会長）

表　岩手県保険医協会 学校歯科治療調査集計結果

全体結果

① アンケート回収率 54.7%

全送付数	全回答数	回収率
516校	282校	54.7%

② 要受診者率（有病率） 32.1%

歯科健診を受診した人数	要受診と診断された人数	要受診者率（有病率）
51,051人	16,386人	32.1%

③ 健診後の受診者率（治療報告書提出率）46.6%

要受診と診断された人数	歯科を受診した人数	受診者率（治療報告書提出率）
16,386人	7,637人	46.6%

※ 歯科を受診した人数は、あくまでも学校側が把握している数字のため、実際の受診者数とは異なる

④ 口腔崩壊の確認率 39.7%

全回答数	口腔崩壊確認経験あり	口腔崩壊確認率
282校	112校	39.7%

⑤ 意見欄より歯科受診しないと考えられる理由（複数意見あり）

	小学校	中学校	合計	割合
親の歯科保健意識の低さ	65	25	90	26.9%
仕事など家庭内の事情	52	19	71	21.2%
治療費負担など経済的な理由	47	13	60	17.9%
歯科受診の地理的困難	17	13	30	9.0%
本人の歯科治療への忌避	19	4	23	6.9%
部活動，習い事など児童・生徒の多忙	5	16	21	6.3%
ネグレクト	13	2	15	4.5%
医療費助成制度が利用しにくい	10	0	10	3.0%
その他	13	2	15	4.5%
合計	241	94	335	

小・中学校別結果

	小学校	中学校	全体
送付数	345校	171校	516校
回答数	189校	93校	282校
アンケート回収率	54.8%	54.4%	54.7%
歯科健診を受診した人数	31,610人	19,441人	51,051人
要受診と診断された人数	11,485人	4,901人	16,386人
要受診者率（有病率）	36.3%	25.2%	32.1%
歯科を受診した人数	6,117人	1,520人	7,637人
受診者率（治療報告書提出率）	53.3%	31.0%	46.6%
口腔崩壊確認数	81校	31校	112校
口腔崩壊確認率	42.9%	33.3%	39.7%

他府県調査からの報告 2

宮城県

子どもたちの歯科未受診の状況から

宮城県での調査結果概要は表の通りで、他府県と同様の未受診状況が見られました。意見欄に書かれた記述（ほとんどが養護教諭による記載と思われます）から未受診の理由を分析すると、次のような結果でした。

「親の歯科保健意識の低さ」　35・4％
「仕事など家庭内の事情」　25・2％
「本人の歯科治療への忌避」　18・5％
「治療費負担の重さ」　7・6％
「歯科受診の地理的困難」　7・0％

東日本大震災の影響を受けていないかどうかにも注目しました。調査対象の2013年度は、被災者の医療費窓口負担免除が宮城県ではすべて打ち切られていた時期です。しかし、「震災の影響で近所の歯科医が引っ越してしまった」「震災後道路が整備されておらず、気軽に学校帰りに通院することが困難」などの記述はあるものの、窓口負担免除打ち切りに関

表　宮城県の調査結果の概要

	小学校	中学校
回答率	55.6％	47.1％
「要受診」者率	41.6％	33.5％
未受診率	49.6％	66.2％
「口腔崩壊」の子ども存在率	54.0％	62.6％

（調査対象年度：2013 年度、調査期間：2014 年 9 月 1 日～ 30 日）

する意見はありませんでした。

「口腔崩壊」の児童に出会ったことがある学校が多かった

この時期、宮城県の児童・生徒の1人あたりのむし歯数は全国平均を上回っていました。その影響もあってか、「口腔崩壊」の子どもがいる学校は他県の調査結果と比べて多い水準でした。

宮城の調査では「口腔崩壊者」の人数を調査していないため、これ以上の詳しい比較はできません。ただ、具体例の回答の中には「奥歯が溶けてなくなっているため、よく噛んで食べることができない児童が3〜4名いる」などの記載はありました。過半数の学校で「口腔崩壊」を経験していた実態は重く受け止めるべきだと考えます。

さらに「口腔崩壊」事例として、「生活が困窮している家庭やネグレクトが疑われる家庭の子どもに重度のむし歯が多数ある傾向があります」「ネグレクト、家庭内暴力の虐待家庭の兄弟」「養育放棄ぎみの家庭の児童。こぶとり爺さんのように腫れても病院に行かず第一大臼歯4本すべてC4であった」などの記載がかなりありました。

口から見える格差や貧困の実態が明らかになり、大きな社会問題として捉える必要性を感じます。

学校現場の先生たちの要望

意見欄には、児童・生徒の口腔状態を心配する意見が多く記載されていました。未受診対策や「口腔崩壊」問題について、懸命な取り組みがされている様子が窺えました。医師、歯科医師と学校、さらには地域とも連携して改善を図ることが求められていると感じられます。

その他、歯科校医と受診先歯科医院との診断基準の差を指摘する意見や、それを改善してほしいとの要望も多くありました。こうした改善の難しい、今後の検討課題も残りました。

調査結果を活かす取り組みから

以上の調査結果を報告書の冊子にまとめて2014年12月、調査対象であった全部の公立小・

中学校と関係する行政機関へ送付しました。

２０１５年3月には、宮城県に対して「歯科保健事業の充実と子ども医療費助成制度の拡充を求める要請書」を提出しました。この要請に際して宮城県からは、教育庁スポーツ健康課、保健福祉部健康推進課、子育て支援課から担当者の出席がありました。そのあと要請内容を県庁記者クラブで発表したところ、翌日の地元紙「河北新報」が報道しました。

さらに同年6月、同紙の論壇欄に「学校健診生かすには～歯科受診へ助成拡充を」の投稿が掲載されました。また、9月に開催された宮城県歯科医師会との懇談の場で報告したところ、学校保健担当理事から「大変貴重な調査で、歯科医師会でぜひ活用したい」との発言がありました。

その後、宮城県で起こっていること

子ども医療費助成の対象年齢の引き上げが続いています。２０１７年4月より、宮城県の通院助成の対象年齢が、全国最低の「3歳未満」から「就学前」に引き上げられました。この流れを受け、県内すべての市町村で「中学3年まで」助成が受けられるようになりました。さらに「18歳年度末」にまで引き上げた市町村は、県内35自治体中22自治体にまで増えました。

これらは、従来の県民の強い要求が実現したことになります。今回の調査への回答にも「町が医療費を助成し、保護者の自己負担がないため、多くの生徒が歯科医に通っています」との記載がありました。学校歯科治療調査が与えた影響も少しはあったかと自負しています。

貧困問題だけに断定しきれない実態

「家庭的に問題を抱えている家に口腔崩壊が多くみられます。経済的に困窮していることが一番の要因と思います」という意見の一方、「医療も無料で受けられる医療券があるにもかかわらず受診していない、申請もしていない家庭もある」との報告もありました。学校歯科治療の問題を、経済的な問題とだけ決めつけてしまうことはできません。要因は複雑に絡み合っていることもあるようです。

今回の調査は、平均的には児童・生徒のむし歯の減少が続いているなか、一部に多数のむし歯を抱えた子どもがいるという健康格差の実態は明らかにしました。問題解決にあたっては今後、歯科医と保護者と学校関係者の連携を強め、一つひとつのケースに寄り添っていくことが大切であると示唆されているように思われます。

（井上　博之・宮城県保険医協会理事長）

他府県調査からの報告 3
長野県

調査のきっかけ

長野県保険医協会が実行委員会に加わり2012年10月に開催した「貧困から子どもと障がい者を守る県民シンポジウム」で、経済的理由で医療機関を受診できない子どもたちの実態について母親や教育関係者などから多数の発言がありました。私たちは驚きとともに大変心を痛めました。また、大阪府歯科保険医協会が2013年に府下で実施した学校歯科治療調査2013では、半数以上の養護教諭が10本以上の虫歯があるなど「口腔崩壊」と言われる児童や生徒に出会ったことがあるという報告もありました。

そこで2013年12月、数値が確定している2012年度の長野県における学校歯科健診後の受診状況や「口腔崩壊」の実態を把握するため、県下の公立小・中学校を対象に学校歯科治療調査2012年度を実施しました。これに、小学校203校（56・1％）、中学校110校（59・1％）と約6割の学校から回答が寄せられました。

未受診率は小学校4割、中学校6割

小学校で歯科健診を受けた児童は6万770人、うち2万787人が要歯科受診と診断されました。これは検診を受けた児童の34・2％にあたります。要受診と診断された児童のうち歯科を受診したのは1万1888人と6割近く（57・2％）にとどまり、4割強（42・8％）の児童は受診していません。

中学校で歯科健診を受けた生徒は3万5714人、うち9125人（25・6％）が要歯科受診と診断され

ました。小学校に比べ、要受診の割合は8・6％下回ります。要受診と診断された生徒のうち歯科を受診したのは3431人と4割弱（37・6％）にとどまり、6割強（62・4％）の生徒は受診していません。

つまり、小学生では4割強、中学生では6割強の児童（生徒）が、要歯科受診と診断されたにもかかわらず受診していない深刻な実態が浮かび上がりました。

「口腔崩壊」が5割弱の小学校、4割弱の中学校に
――新たな課題も浮き彫りに

「口腔内が崩壊状態であると見られる児童に出会ったことがあるか」との質問に「ある」と回答した数は小学校で47・8％、中学校で39・1％でした。「前歯上下が溶けていて（歯が）ほぼない状態」「歯の根しか残っていないせいかうまく話せない児童」など状況はとても深刻です。

また、口腔崩壊を目の当たりにして保護者に歯科治療の重要性を訴えても、受け入れてもらえず歯がゆい思いをしている先生たちの切実な想いも垣間見ることができました。「経済的貧困以外に受診する習慣、受診のためのサポートをしないと難しい。また、学校歯科健診結果で治療を要する場合で、生活や子育てに関するサポートが必要と学校で判断した場合は、担当課へ連絡するということができれば、救え

図1 学校歯科健診で歯科受診が必要と診断され受診した割合

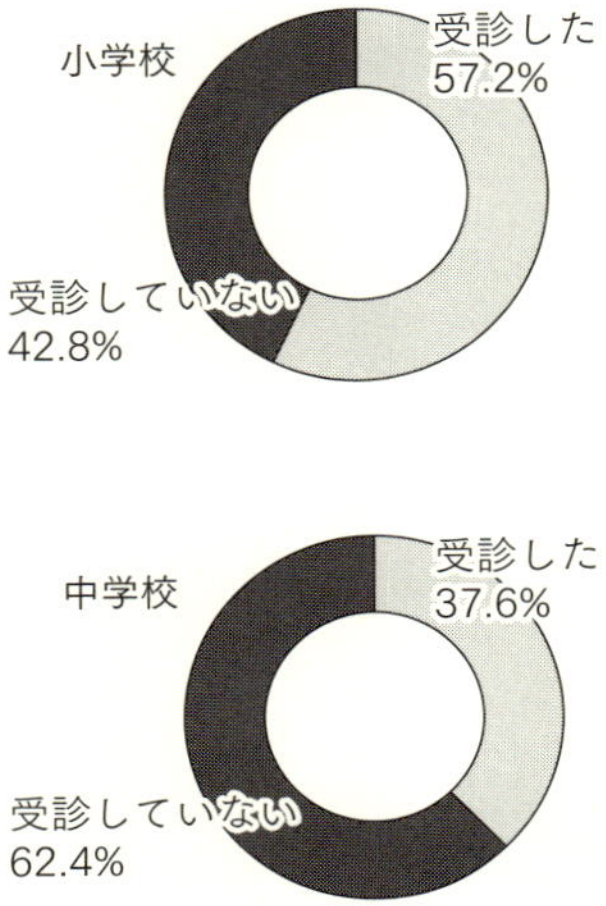

図2 近年（2～3年以内）で口腔崩壊児に出会ったことがあるか

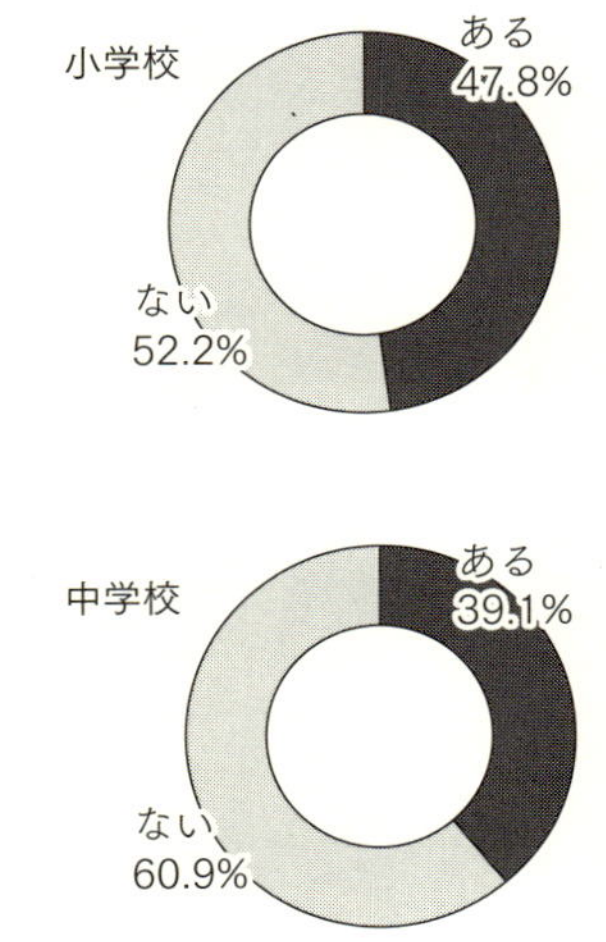

るお子さんがいます」との意見もありました。

一方、意見欄には「虫歯の児童は年々減っているが、歯垢、歯肉の状態がよくない児童が増えている」という意見が多数あげられ、そのような児童（生徒）の受診対策も今後の課題となります。

受診しやすい環境の整備が急務

意見欄等より歯科を受診しない理由を分析（重複カウントあり）すると、「親の意識」をあげたものが半数を超え53・0％、次いで「家庭環境」が18・4％、「経済的理由」が15・0％、「本人の意識」が10・6％、「その他の原因」が9・6％という結果となりました。

「親の意識」には「親の虫歯に対する健康意識が低い」や「乳歯の虫歯は抜けるから放置している」など歯科治療に対する意識の低さがあげられます。検診では虫歯など痛みのない段階のCOも要受診にしている場合もあるとされ、痛みがないと後回しにされた場合があるかもしれません。しかし、COでも受診する家庭もあれば、虫歯が何本あっても受診しない家庭もあり、親の意識の二極化がかなり進んでいる現状がうかがえます。

「家庭環境」には「母子または父子家庭であるため手がまわらない」「母親が外国籍」などがあげられています。また、「親の意識」と「家庭環境」に重複する理由として「親の仕事が忙しく通えない」「治療が長期にわたるため通いきれない」との意見も多数ありました。

「経済的理由」には「経済的に苦しい家庭がある」との意見がある一方、「福祉医療制度があるので経済的理由で受診しない児童はあまりいないのではないか」との意見もあります。しかし、「当日窓口で支払う現金がないために受診できない」「通院時に窓口で支払うお金が無いからと受診せずに、ひどい虫歯が放置されていた」など、経済的理由を深刻に受け止める意見があることも事実です。

「本人の意識」には「歯医者嫌いの児童（生徒）」、「その他の原因」には「親が子どもに興味がない」「部活動や習い事を優先し受診しない（できない）」「山間地などでは近くに歯科医療機関がないため通院できない」などの意見がありました。

「口腔崩壊」を防ぎ口腔内健康の維持・増進を

現在、歯と全身の健康との密接な関係が多く報道されるようになりましたが、歯を残すための早期治療や、歯科医院での指導の重要性が十分に理解されているとは言えません。「幼少の頃からの親への啓発は有効だと思う」「やはり意識が高い土壌があってこそ、習慣の形をなしていくと思う」との意見にもあるように、歯の健康のためには、幼い頃から歯を大切にする意識を持ち続けることが重要です。また、夫婦共働きや母子・父子家庭等の事情で子どもを歯科医院へ連れて行くことが困難な様子もうかがえ、親が子どもを医療機関に連れて行きやすい職場環境の整備なども必要と思われます。

歯科未受診の子どもをなくすためには、歯の大切さをこれまで以上に伝えていくとともに、親が子どもを歯科医院へ連れて行きやすい社会環境の整備、そして、子どもの医療費の窓口負担無料化はぜひとも必要です。私たちはその実現に向けて引き続き働きかけていきます。

（林　春二・長野県保険医協会常任理事）

表　学校歯科健診及び歯科治療に関するアンケート結果の概要

1　全体結果

アンケート回収率 58.6%

送付数	回答数
548	321

検診後の受診状況 51.4%

児童数	要受診	受診数
98,473	30,729	15,806

口腔崩壊経験44.5%

全回答数	口腔崩壊経験
321	143

※受診数はあくまで学校側が把握している数字のため、実際の受診数とは異なる

意見欄より歯科受診しない理由（複数意見あり）

親の意識	170	53.0%
家庭環境	59	18.4%
経済的理由	48	15.0%
本人の意識	34	10.6%
その他原因	31	9.6%

2　小・中学校別結果

	小学校	中学校	不明	全体
送付数	362	186		548
回答数	203	110	8	321
アンケート回収率	**56.1%**	**59.1%**		**58.6%**
有効回答	199	108	5	312
検診対象	60,770	35,714	1,989	98,473
要受診	20,787	9,125	817	30,729
受診数	11,888	3,431	487	15,806
受診率	**57.2%**	**37.6%**	**59.6%**	**51.4%**
口腔崩壊	97	43	3	143
経験率	**47.8%**	**39.1%**	**37.5%**	**44.5%**

他府県調査からの報告4 三重県

調査の概要

三重県保険医協会は、県下約1930名の医師・歯科医師で構成しています。とりわけ、全国38都府県ですでに実現されている子ども医療費助成制度の現物給付方式（医療機関窓口で自己負担を支払わなくてよい方法）を三重県でも早期に実現できるよう、三重県議会への請願活動に取り組んでいます。

2012年の厚生労働省の国民生活基礎調査で「子どもの貧困率」が過去最悪を更新して16・3％となっていたことから、三重県保険医協会として2013年、経済的理由などで歯科医院を受診できない子どもたちの実態を把握するために、県内の公立小学校・中学校に「学校歯科健診及び歯科治療に関するアンケート」調査を実施しました。これには、小学校95校（回答率25・3％）、中学校46校（回答率28・9％）の回答がありました。

この調査の結果から、学校歯科健診で歯科医院への受診が必要と診断された児童・生徒のうち、半数以上が歯科医院を受診していない実態が浮かび上がりました。また、1人でむし歯が10本以上ある、歯の根しか残っていないような未処置歯が何本もあるなど、いわゆる口腔内が崩壊状態である児童・生徒がいると回答した小・中学校が3割強にのぼることに、驚かされました。

三重県保険医協会は、すべての子どもたちが経済的な心配をせずに必要な医療が受けられるよう、子ども医療費窓口無料化の実現に向け、取り組みを強化したいと考えています。

要受診者と未受診率

回答のあった小学校で学校歯科健診を受けた児童は2万5 9 4人、うち8 0 3 6人（39・0％）が歯科医院への受診が必要と診断されました。同じく中学校で学校歯科健診を受けた生徒数は1万1 0 1 1人、うち3 9 2 2人（35・6％）が歯科医院への受診が必要と診断されました。

この要受診者のうち歯科医院を受診した（治療報告書を提出した）児童・生徒は、小学校で3 7 1 0人（46・2％）、中学校では1 1 2 1人（28・6％）に過ぎませんでした。小学校で半数以上の児童が、中学校では約7割の生徒が、それぞれ治療報告書を提出しておらず、その大半が歯科医院を受診していないと思われます（※受診した児童・生徒は、治療報告書等を提出した児童・生徒の数であり、受診したが報告書を提出しなかった児童・生徒は含まれていない）。

こうして、要受診と診断されたにもかかわらず歯科医院を受診していない児童・生徒の割合が、小・中学校全体では約6割にのぼるという深刻な実態が浮かび上がりました。

3割強の学校に口腔崩壊の子どもが

近年（2～3年以内）で、軽微な口腔変化がみられる児童・生徒がいると回答した小学校・中学校の割合がともに2割弱に対して、近年（2～3年以内）さまざまな事情で歯科治療を受けることができず、口腔内が崩壊状態であるとみられる児童・生徒がいると回答した小学校・中学校の割合が3割強でした。

つまり、磨き残しなどの軽微な口腔変化は、家庭での歯みがきの徹底、学校生活での歯みがきへの取り組みにより、それほど深刻な状態ではありません。一方、口腔内が崩壊状態である児童・生徒がいる学校の割合が3割強と深刻な状態になっている背景に、先に述べた高い未受診率が影響していると思われます。

高い経済的理由

経済的理由で歯科医院を受診できない児童・生徒がいると回答した小学校・中学校の割合が2割でした。また、把握していないと回答した小学校が約2

割、中学校では3割となっていることから、これらの把握していない児童・生徒の中にも経済的理由で歯科医院を受診できない児童・生徒がいる可能性は高く、経済的理由で歯科医院を受診できない児童・生徒の割合が高いことがわかります。

口腔内が崩壊状態である児童・生徒の具体例として、「未処置歯が16本もあるが治療した形跡もない」や「治療せずに小学校に入学し、その後もむし歯の本数が増えていく傾向にある」との記述があり、歯科治療に対する意識の低さがうかがえます。

口腔内が崩壊状態である児童・生徒を減らすには、経済的理由で歯科医院を受診できない児童・生徒を減らすことが必要であり、受診しやすい環境の整備が急務と考えます。

（鵜飼　伸・三重県保険医協会副会長）

表　学校歯科健診および歯科治療に関するアンケート結果の概要

① アンケート回収率

	依頼数	回答数	回収率
小学校	375	95	25.3 %
中学校	159	46	28.9 %
計	534	141	26.4 %

②学校歯科健診による要受診の状況

	学校歯科健診を受けた人数	歯科医院への受診が必要と診断された人数	要受診の割合
小学校	20,594	8,036	39.0 %
中学校	11,011	3,922	35.6 %
計	31,605	11,958	37.8 %

③学校歯科健診後の受診状況

	歯科医院への受診が必要と診断された人数	歯科医院を受診した人数	歯科医院受診の割合
小学校	8,036	3,710	46.2 %
中学校	3,922	1,121	28.6 %
計	11,958	4,831	40.4 %

※受診数はあくまで学校側が把握している数字のため、実際の受診数とは異なります。

他府県調査からの報告5

大阪府

調査のきっかけと初回調査

大阪府歯科保険医協会では、2012年から学校歯科治療調査を実施してきました。きっかけは、「歯科医院に行けない子ども！ むし歯急増の影に経済格差」（MBS、2011年10月放送）というテレビ報道でした。「大阪の子どもたちの口の中はどうなっているのか」という疑問が出され、調査することになったのです。

2012年の初めての調査は、大阪府内の公立小学校だけを対象に実施しました。結果は、私たちの想像を超えた驚くべきものでした。学校歯科健診で歯科受診が必要だと診断されても、要受診者の過半数が歯科医療機関を受診していないという事実が明らかになりました。

さらなる驚きは、口腔崩壊の子どもたちの存在でした。「口腔崩壊」の定義は曖昧ですが、私たちは「口腔内が崩壊状態（むし歯が10本以上ある、歯の根しか残っていないような未処置歯が何本もあるなど、咀嚼が困難な状態）」としました。

初めて実施した調査では、約4割の学校で「口腔崩壊」の子どもたちが「いる」との回答が寄せられました。内容は、「永久歯のう歯14本（前年度12本）」「入学時から既に乳歯が4本くらいしかなかった」「前の歯は真っ黒で歯の働きをしていない」「永久歯にC4が数本あり、欠損に近い状態」「子どもが学校で何度も歯の痛みを訴えている」など、食事すら困難ではないかと予想されるもの、乳歯が全部むし歯などの事例が寄せられました。

調査結果の特徴

直近の2016年調査の結果から、大阪での特徴を考察します。

特徴の一つは、小、中、高と学年が上がるにつれて学校歯科健診後の歯科未受診率が上がることです。未受診は、小学校で48・7%、中学校で71・8%、高等学校で87・2%にのぼります。

また口腔崩壊の有無では、小学校で48・9%、中学校で33・3%、高等学校で57・8%の学校に「いた」との回答でした。ある高等学校では、口腔崩壊の生徒が21人もいることが報告されました。アンケート結果から推計すると、大阪で口腔崩壊に苦しむ子どもたちが2700人以上もいます。

口腔崩壊の子どもたちの家庭状況として、「経済的な困難」「ひとり親家庭」「保護者の子の健康に対する理解不足」などの回答が多いのも特徴です。

事例から見る特徴

「1人や2人ではなく、けっこういてます。本数が多くてひどいむし歯状態の子ほど、治療にいかれません。お母さんもむし歯でボロボロの歯をしていることも多いです。むし歯からバイキンが入って顔がはれて保健室にくることもあります。氷で冷やすぐらいしかできませんが、それでも治療に行っている感じはありません。生活保護を受けられている方は、医療券か、就学援助を受けられている方も学校保健法に基づく医療券があるということもお知らせするのですが……(2012年調査結果より)」

この事例からは、学校に口腔崩壊の子どもが複数いること、生活保護や就学援助を受けている家庭であることなどが覗えます。口腔崩壊は、母子家庭など経済的に困難な家庭に多く見られます。

「ひとり親家庭で兄弟の数も多く、生活状態も困窮している。育児放棄的なネグレクトの親に育てられている。永久歯がほぼむし歯で黒くなり、むし歯の痛みで学校を欠席。それでも親は歯科医院に連れて行かず、学校より学校歯科医に受診し、治療を受けた(2013年調査)」

この事例では、家庭がネグレクトであることを覗

表1　2016年「学校歯科治療調査」の結果

小学校	①学校歯科検診を受けた児童数	②要受診と診断された児童数	②／①（割合）	③歯科を受診した児童数	③／②（割合）	未受診率	④口腔崩壊の児童がいた学校数	④／回答数（割合）	口腔崩壊児童数
公立	86,215	28,204	32.7%	14,281	50.6%	49.4%	108	50.2%	339
私立	3,812	1,309	34.3%	846	64.6%	35.4%	1	12.5%	2
計	90,027	29,513	32.8%	15,127	51.3%	48.7%	109	48.9%	341

中学校	①学校歯科検診を受けた生徒数	②要受診と診断された生徒数	②／①（割合）	③歯科を受診した生徒数	③／②（割合）	未受診率	④口腔崩壊の児童がいた学校数	④／回答数（割合）	口腔崩壊生徒数
公立	50,095	15,715	31.4%	4,469	28.4%	71.6%	42	36.2%	113
私立	4,712	1,773	37.6%	467	26.3%	73.7%	1	7.7%	1
計	54,807	17,488	31.9%	4,936	28.2%	71.8%	43	33.3%	114

高等学校	①学校歯科検診を受けた生徒数	②要受診と診断された生徒数	②／①（割合）	③歯科を受診した生徒数	③／②（割合）	未受診率	④口腔崩壊の児童がいた学校数	④／回答数（割合）	口腔崩壊生徒数
公立	30,707	10,351	33.7%	991	9.6%	90.4%	23	56.1%	145
私立	23,081	6,783	29.4%	1,197	17.6%	82.4%	14	60.9%	63
計	53,788	17,134	31.9%	2,188	12.8%	87.2%	37	57.8%	208

小中高等学校	①学校歯科検診を受けた子ども数	②要受診と診断された子ども数	②／①（割合）	③歯科を受診した子ども数	③／②（割合）	未受診率	④口腔崩壊の児童がいた学校数	④／回答数（割合）	口腔崩壊子ども数
公立	167,017	54,270	32.5%	19,741	36.4%	63.6%	173	46.5%	597
私立	31,605	9,865	31.2%	2,510	25.4%	74.6%	16	36.4%	66
計	198,622	64,135	32.3%	22,251	34.7%	65.3%	189	45.4%	663

わせます。ネグレクトという指摘も多数寄せられています。口腔崩壊は、経済的な困難かつネグレクトなどの複合的な問題を抱えている家庭にも多く見られます。

「乳児のむし歯10本以上で、親はむし歯の治療には受診させないようです。乳歯なので、様子をみているようです(2014年調査)」

抜けて永久歯が生えてくるからという意識があるため、このように低学年の乳歯のむし歯が10本以上放置されている事例が非常に多く寄せられています。

「う歯が10本以上ある生徒が25人（男子15人、女子10人)、全体の4%いた。男子は、部活動をしている生徒が多く、治療をするが途中でやめてしまう生徒が多いようだ(2015年調査)」

この事例は、部活を優先して受診しない生徒がいると指摘されています。部活だけでなく、塾や勉強を優先する事例なども見られます。

「上下7番の4本全てがC4の状態の生徒がいました。小学生のときから1度も受診しておらず、中学3年生では歯の根しか残っていないような状況でした」

この事例からは、小学校から一度も歯科医療機関を受診したことがない生徒が居ることがわかります。口腔崩壊の児童・生徒は、ほとんど歯科医療機関にかかったことがないという子どもたちが多いのも特徴の一つです。

子どもたちの口腔内の健康のために

私たち大阪府歯科保険医協会では、子どもたちの口腔内の崩壊を防ぎ、健康の維持・増進のために、①子どもの医療費助成制度の抜本的な拡充（18歳まで窓口負担無料)、②口腔保健指導の抜本的強化（歯科健診にかかる体制の強化等)、③口腔内への健康意識の低い保護者や子どもたちへの啓蒙活動の強化、④学校現場と行政・地域との連携や学校から直接、歯科治療につなげる仕組みづくり、⑤抜本的な貧困対策—を提案しています。

（戸井　逸美・大阪府歯科保険医協会副理事長）

他府県調査からの報告6
山口県

調査のねらい

山口では、1986年より乳幼児医療費助成制度の改善、拡充運動に取り組み、全国に先駆けて、県の制度として「未就学児」までの医療費無料化を実現させせました。しかし、その後2009年に一部負担が導入されるなど制度改悪が行われてからは、制度を元に戻す取り組みとともに、とりわけ歯科健診が確立している義務教育期間中の歯科治療費の助成拡大をめざした取り組みに力を入れています。

乳歯列の生えそろう乳幼児期、さらには永久歯が生えそろう学童期の口腔内の健康の保持増進は、その後の健康に大きな影響を及ぼします。学校歯科健診によって早期に発見されたう蝕（むし歯）等の歯科疾患に対し、その時期の歯科治療費が助成されることによって早期治療につながれば、健診と治療の相乗効果が口腔内の健康に大きな影響をおよぼすことは明らかです。

学校歯科治療調査はこうした観点から、義務教育期の歯科健診後の動向について調査し、県に対する制度改善の取り組みにエビデンスとなる資料としての活用を念頭に置いていました。

調査の内容

調査は、県内の公立小学校306校、中学校155校を対象に、2015年3月20日～4月20日の1か月間で行い、239校から協力が得られました(協力率は52%)。

調査項目としては、歯科健診の結果、要治療と判断された子どもが実際に歯科医院を受診した割合とともに、養護教諭に対して、いわゆる「口腔崩壊」の状態に遭遇したことがあるかを含め、気づきや意見を聞いています。

健診後の動向（受診状況）

２３９校のうち、健診を受けた人数は４万９７３５人、その内「要受診」と診断されたのは１万６１３０人、実際に歯科医療機関を受診したのは９２４５人で、受診率は57・３％です。したがって残りの42・7％は、むし歯などが見つかり受診する必要があるにもかかわらず、受診できていない状況でした。

図１　健診後の受診率

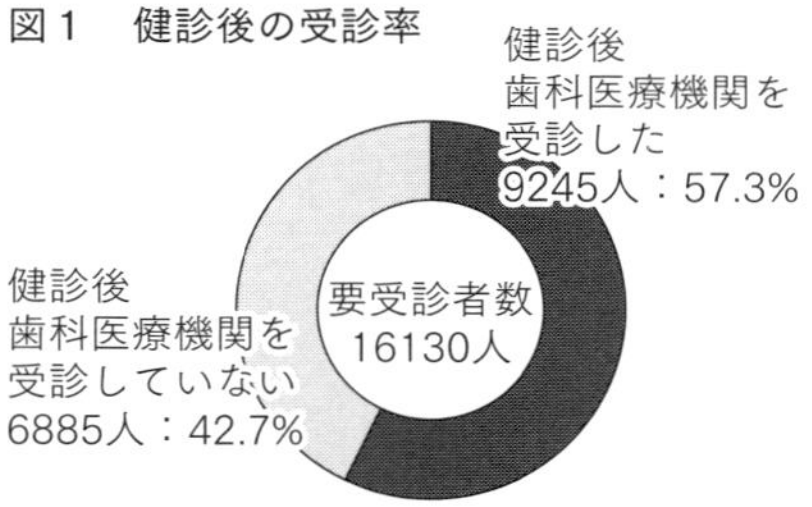

図２「口腔崩壊」の事例を経験したことがあるか

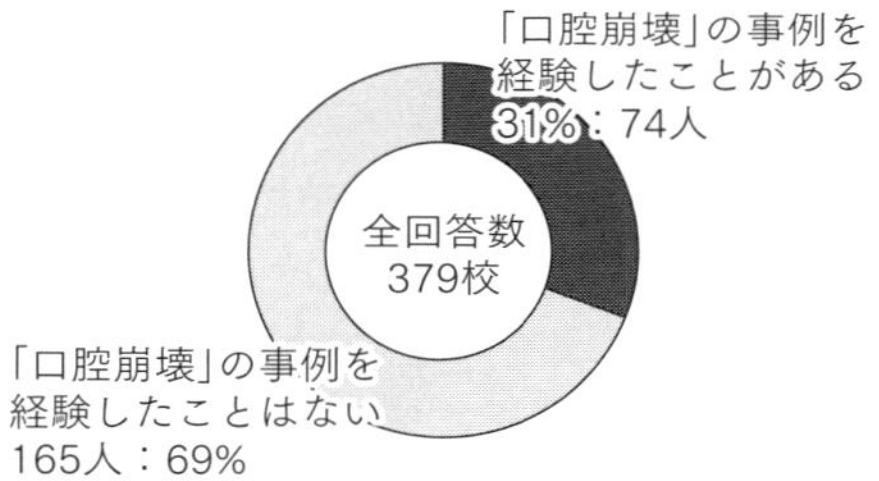

「口腔崩壊」事例

２３９校のうち74校から「口腔崩壊」の事例に遭遇したとの回答が寄せられました。３割を超える学校で「口腔崩壊」に遭遇したことになります。

寄せられた具体例で多いのは、「むし歯が10本以上ある」という事例です。それも永久歯のむし歯を放置したまま治療していない、ということです。また、「歯の根しか残っていない」という事例もあり、これが永久歯だった場合は問題が大きく、「給食がよく噛めずに食べづらい」という事例など、「食育」の点でも重大な問題と言えます。

いずれにしても、「口腔崩壊」のまま放置されることは、子どもたちの成長にも大きな影響を及ぼします。

寄せられた意見から

学校の養護教諭のみなさんから非常に多くの意見

が寄せられました。主に健診後に受診できていない現状や問題点などについてで、大きく4つに分けられました。

ひとつは「経済的理由で受診できていない」ということです。2つ目は「口腔の健康に対する親の意識」、主にネグレクトなどを指摘する意見です。3つ目に、そうした親の意識については「家庭間の格差」が存在する、という点も指摘されています。4つ目に「地理的条件」などが受診できていない理由としてあげられていました。

いずれの意見も、せっかくの歯科健診の結果が生かせていない、受診率が向上しないことへの悩みであり、現場の厳しさを実感させられるものでした。「親の意識の問題」「家庭の事情」が原因ではないかとの意見が目立ちはしましたが、「歯科治療に費用がかかるので経済的困難で行けない家庭も多い」「日々の生活に追われ、子どものむし歯治療の優先順位は低いと感じる」などの声も寄せられており、経済的な問題は無視できません。

誰もが歯科治療を受けられる環境づくりが急務

今回の調査では、健診後の受診状況がよくないことが判明しました。その受診率の低さには経済的問題が少なからず影響しています。親の意識の問題や家庭環境などの指摘もあり、保護者の意識改革ももちろん必要ですが、「日々の生活に追われ、子どもの歯の治療の優先順位は低い」との意見に代表される実態を生んでいる根底に、やはり格差社会における経済的問題が潜んでいます。歯科健診の充実とともに、健診後の受診環境を整えるためにも、医療費助成制度の充実は欠かせません。

保護者の口腔内の健康維持に対する意識の改善を図るとともに、医療費助成制度の拡充、健診事業の充実など、誰もが歯科治療を受けられるための環境づくりが急務です。この調査の結果は、小児歯科医療費の助成拡大に向け、行政・議会へ働きかける際の資料として活用しています。

（山口県保険医協会歯科部会）

愛知県
からの提案

どの子もいつでもどこでも無料で受けられる歯科治療を

子ども医療費助成の効果

愛知県の子ども医療費助成制度は、通院が就学前まで、入院が中学卒業までとなっていますが、これについては、愛知県保険医協会をはじめとする愛知社保協では、毎年自治体キャラバンで各市町村に対し、18歳年度末まで、少なくとも中学校卒業まで現物給付(窓口無料)で実施するよう要望しています。

愛知県内54市町村のうち現在、中学校卒業まで窓口負担を無料にしている自治体は49市町村となりました。残るは5自治体のみです。

２０１７年7月から助成を拡げて中学校卒業まで窓口負担無料にした「あま市」では、対象を拡大した子ども医療費助成制度の効果について「……医療機関窓口での自己負担額がなくなることで、子育てをする家庭における生活の安定と、次世代を担う子どもの健全な育成及び資質の向上に資することができる。……更に医療に係る経済的な負担を軽減することができる」と同市今年度予算で説明しています。

勧告されても受診できない実態

しかし、愛知県が２０１６年12月に行った「愛知子ども調査」によると、国民生活基礎調査の貧困線(２０１２年１２２万円以下)による子どもの貧困率は５・９％、愛知県独自の貧困線１３７・５万円による子どもの貧困率は９・０％で、国民健康基礎調査の全国平均貧困率16・３％(当時)を大幅に下回っています。

歯みがきは大半が「毎日行っている」が、「月に数回」

や「めったにしない」子どもが1・3%～1・5%いました。また、「う蝕(むし歯)がない」子どもは、小学生で約63%、中学生で約64%である反面、「う蝕が6本以上ある」子どもは小学生が0・7%、中学生で0・3%いました。

また、発熱や歯痛時の受診については、「市販薬で対応している」が小学5年生で18・4%、中学2年生で25・6%、「お金がかかるから我慢する」が小学5年生で2・1%、中学2年生で3・3%でした。

一方、「ひとり親家庭等実態調査」によると、同様に国民生活基礎調査の貧困線（122万円）を下回る子どもの貧困率は52・9%で半数を上回り、愛知県独自の貧困線(137・5万円)の子どもの貧困率は65・5%と非常に高い状況でした。また、母子世帯では過去1年間、「子どもを医療機関に受診させなかったことがある」と回答した人が14・5%、名古屋市を除くと16・2%もいました。「母子家庭等医療費助成を利用・受給している」人は82・7%いる一方、「制度を知らなかった」6・1%、「知っているが必要がない」等の回答が5・5%もありました。

かかりつけ歯科医での定期歯科健診はおろか、学校歯科健診でう蝕が見つかり歯科受診を勧告されても、受診できない実態があるのです。

どの子もいつでもどこでも受けられる歯科治療を

子ども医療費助成制度は、全国のすべての都道府県および市区町村で実施されています。しかし、その内容には自治体間で格差があるのが実情です。通院と入院での適用年齢、一部負担金や償還払いの有無、所得制限の有無などに、自治体間で違いがあるからです。

全国で最も子ども医療費助成制度が充実している北海道富良野町では、「すこやか子ども医療費」制度として〝疾病の早期診断、早期治療から健やかな成長をはぐくむとともに、子育て世代の経済的支援を目的〟に、なんと22歳まで、学生であれば所得制限なしに医療費の全額助成を行っています。

核家族化や親世代の兄弟の減少などを背景に、子育てを支える家族・親類のもつ手立ても心細くなってきました。その上、従来の日本的雇用慣行は崩壊し、非正規労働など就労は不安定化を増すばかりで、家族が子どもを支えることが困難になっています。

子どもの貧困対策法が成立した一方で、子どものいる生活保護受給世帯の保護費が最も引き下げられるような、生活保護扶助基準の切り下げが行われました。生活保護基準の切り下げは就学援助受給基準や保育料階層区分の切り下げとも連動し、貧困世帯の親や子どもの生活を苦しめるばかりです。親も周りに相談できる人がなく、孤立し、自らの病気の治療も控えたり中断して、子どもたちも歯科医療費が無料であっても、受診控えや中断を余儀なくされてしまいます。

学校歯科健診の結果、治療が必要とされ、受診勧告を受けたにもかかわらず、歯科受診控えや中断する児童・生徒が、各地の保険医協会の学校歯科アンケートで明らかとなってきています。しかし、歯科治療が必要にもかかわらず歯科受診を控える児童・生徒には、診療室で待っていても日常的に遭遇できません。

貧困世帯は貧困だけを抱えているわけではありません。精神的疾患、アルコール依存症、発達障害、知的障害、低学歴、無知識、ひとり親、両親が外国人または夫婦のいずれかが外国人、慢性疾患、浪費癖、不安定雇用などさまざまな困難を抱えていますが、その背景には経済的格差・貧困が潜んでいます。

全国的には、子育て支援を進めると言いながら、まだまだ子ども医療助成に窓口負担や償還払いである自治体があります。また、国は自治体独自の助成制度にペナルティーを科して抑制しています。

こうしたいまだからこそ、少なくとも経済的心配をせずに、どの子もいつでもどこでも歯科治療が受けられるようにする「保険でよい歯科医療」の実現が急務です。そのための請願署名の推進を、経済的困難家庭だけでなく多くの国民が求めているのです。

（橋詰 義幸・愛知県保険医協会理事、歯科地域医療委員長）

3 口腔崩壊はなぜ

(1) 取り残された0・3%の口腔崩壊児

近年は子どものむし歯が劇的に減少しています。30～40年前と比べ、むし歯の罹患率はほぼ半分、1人当たりのむし歯の数はほぼ10分の1になっています(図6、厚生労働省「歯科疾患実態調査」より)。

その一方で、私たちの調査が示すようにむし歯の放置と「口腔崩壊児」が存在します。二極化が指摘されています。「口腔崩壊」の子どもたちは〝社会的に取り残された〟存在とも言え、第2部の「座談会2」での養護教員の発言のように「いじめ」の事例も懸念されています。

子どものむし歯の治療は「自己責任＝親の責任」とする風潮が根強くありますが、少数であっても「自己責任」で対応できない層が取り残されているので

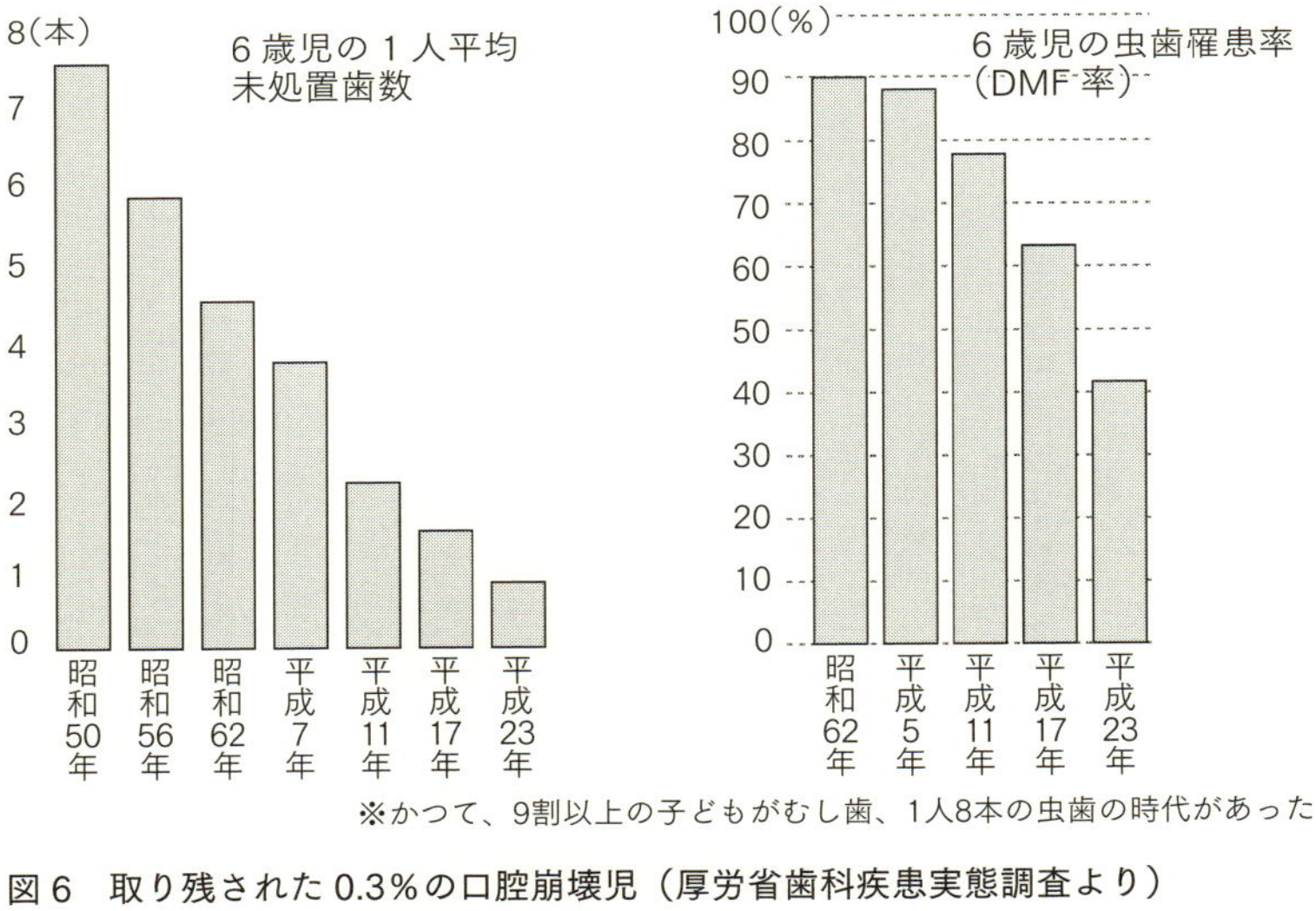

※かつて、9割以上の子どもがむし歯、1人8本の虫歯の時代があった

図6　取り残された0.3%の口腔崩壊児（厚労省歯科疾患実態調査より）

はないかと考えられます。

(2)口腔崩壊のトライアングル

今回調査を児童・生徒全体で見ますと、「歯科疾患のない生徒」が68・4%、「歯科疾患があるが治療を完了した生徒」が11・1%、「未受診または治療中断と思われる生徒」20・5%、「口腔崩壊となっている生徒」が0・3%となっています。図7のようなトライアングルが見て取れます。未受診の子どもが全員口腔崩壊になることはなくても、この中に予備軍と思われる子どもが含まれていることは間違いないでしょう。そういった層が2割もあるのは重大です。

(3)心身への悪影響

調査の自由記載欄に記載された内容の2割弱に、次のような心身への影響を疑わせる記載がありました。

・給食は通常通り食べられている。構音障害があり発音が不明瞭(宝塚市・小学校)

・給食は食べることができているが、体調を崩しやすい(伊丹市・

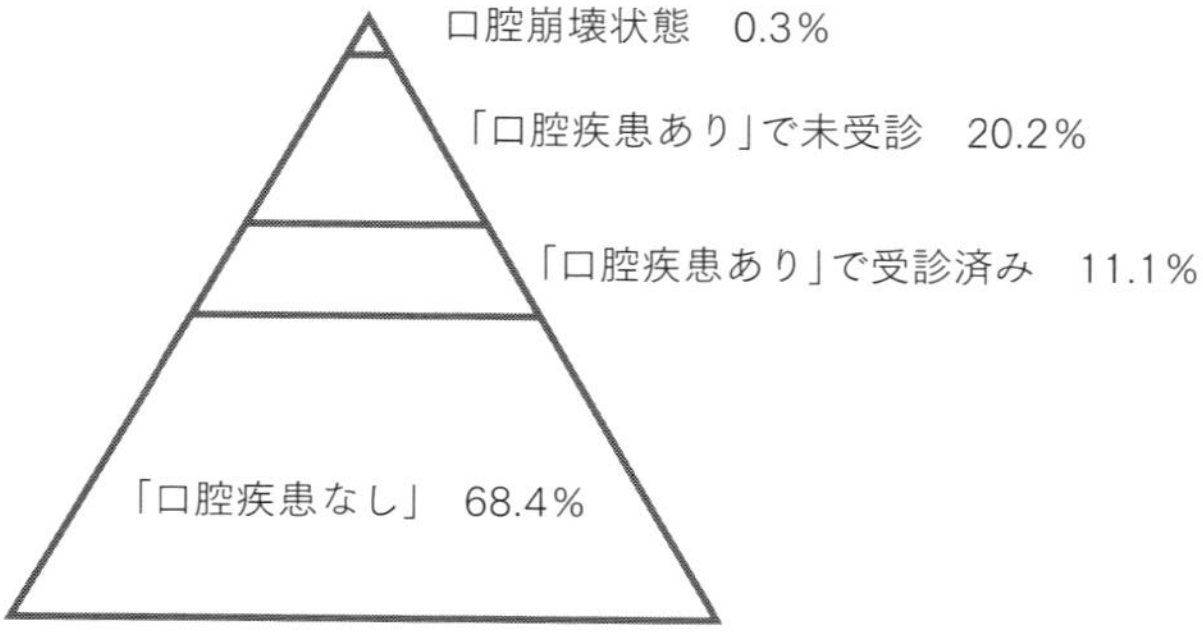

図7　口腔崩壊に至るトライアングル

小学校）
・永久歯未処置歯10本……1度も受診したことがない。口を大きく開けることができず、声も小さい。表情があまりない。食べるのが遅い（神戸市垂水区・小学生）
・乳歯全部がう歯、咀嚼困難（西脇市・小学校）
・15本う歯。歯を見せて笑うことがない（加東市・小学校）
・未処置歯14本、給食に時間がかかる様子（姫路市・小学校）
・乳歯5本、永久歯3本の未処置歯、偏食のため給食は食べることができず、午前中で早退している。欠席も多く学校生活が十分に送れていない（同前）
・乳歯の虫歯が10本以上。…不登校傾向…学習面においても困難な状況にある（不明）
・給食がゆっくりでしか食べられない（噛めていない）（揖保郡・小学校）
・乳歯のう歯15本。……咀嚼状態よくない。給食時間がかかり遅い。小柄で体格が細い（朝来市・小学校）
・虫歯14本。……少食、好き嫌いがあり、食べるのが遅くクラスで最後まで残っている（丹波市・小学校）
・半数以上がう歯。歯肉炎も重度、固いパンが食べられない（神戸市長田区・中学校）
・集中力が弱い。口が開いていることが多い（神戸市長田区・高校）
・歯並びの悪さもあり、滑舌が気になる。それほど固いものを食べたわけではないのに歯が欠けてしまった（豊岡市・高校）
・不規則な生活。偏食、学力低い（神戸市須磨区・高校）
・体調を崩しやすい（神戸市垂水区・特別支援学校）

(4)「治療に行かない・行けない」原因

①相対的貧困を背景にした３つの複合要素

口腔崩壊の児童・生徒が「いる」学校で、その家庭状況を尋ねた設問（複数回答可）では、「ひとり親」（37・1％）、「保護者の理解不足」（33％）、「経済的困難」（32％）が上位３位を占めました。言い換えれば「時間がない」「知識がない」「お金がない」というそれぞれの要素が複合して、むし歯の放置、さらに「口腔崩壊」につながっていると考えられます。

②時間がない

現在「ひとり親」世帯の約54・６％が貧困家庭とされています（２０１４年厚生労働省「国民生活基礎調査」）。その９割が母子家庭です。経済的困難と同時に、「ひとり親」や「共働き」（「口腔崩壊」の家庭状況の23・７％）家庭では「時間的貧困」が起こり得ます。「（時間がなくて）子どもを病院に行かせることができない」という人は、標準的な世帯が０・６％であるのに対し、相対的貧困にあたる「困窮度１」の家庭は７・７％とい

複合した原因、３つのカテゴリー

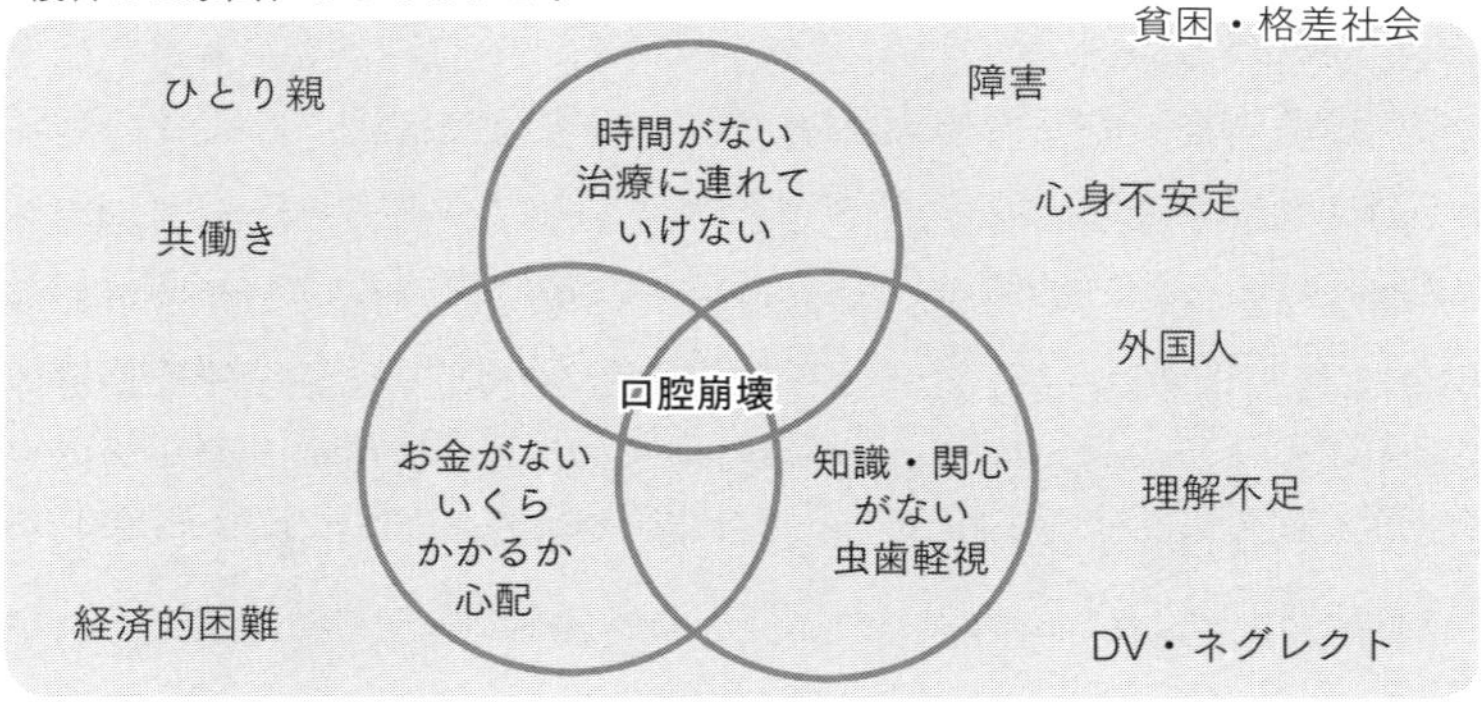

図８　複合した原因

う調査があります（２０１７年大阪府調査・ＮＨＫスペシャル「子どもに広がる見えない貧困」）。

③知識がない

「保護者の理解不足」や「無関心」（15・5％）という、知識・関心の不足も大きな要因になっています。「教育格差」が背景として考えられます。「乳歯のむし歯は、どうせ生え変わるので、放置しておいてもよい」という誤った考え方がまだ一部に根強く残っていて、十分な教育を受けていない層では払拭できていないと考えられます。

④お金がない

「歯科治療にお金がいくらかかるかが心配」は、私たちが日常的に最も耳にする患者の声です。全国保険医団体連合会（保団連）の「受診実態調査」（２０１６年）では、歯科医療機関の51・7％が「経済的理由で治療中断があった」と答えています（医科は34・9％）。

最近は、中学卒業まで医療費が無料の自治体も増えてきましたが、自治体ごとに制度が異なり複雑です。受診勧告の際に十分周知されていない可能性もあります。また、高校生の医療費無料化は県内でもごく一部の自治体にとどまっており、成人と同額の窓口負担が生じます。これは、高校生の未受診率の高さの一因となっていることが考えられます。

比較的少数であった外国人、障害、ＤＶなどの要因も含め、共通するバックグラウンドとして、「相対的貧困」と言われる格差社会がうかがわれます。

第2章

子どもの権利条約と口腔崩壊・健康格差

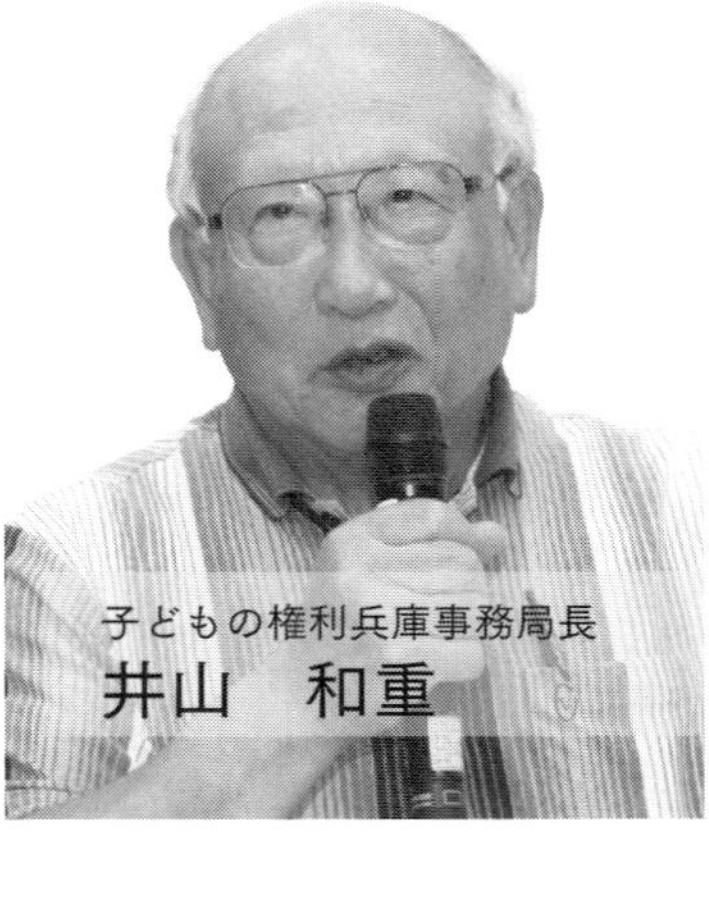

子どもの権利兵庫事務局長
井山　和重

1 口腔崩壊を国連子どもの権利委員会へ

私たちはいま、国連子どもの権利委員会に送る報告書をつくる運動に取り組んでいます。日本の子どもたちは6人に1人、たとえば30人のクラスであれば5人の子どもたちが貧困状態であるとされています。これは統計の数字ですけれども、それがどこに出ているのか、実を言えば非常に悩んでいました。たぶんいろいろなところに出てきているのであろうことはわかっていますが、それがハッキリしないわけです。

こういう問題意識を兵庫県保険医協会にもち込んだところ、今回の調査をやろうということになりました。本当にすばらしい調査で、私たちは感謝しています。

(1)国連子どもの権利委員会への報告書

20世紀は「人権が格段と拡充された世紀」と言われています。女性の権利、労働者の権利、あるいは人種差別から解放される権利、さらには身体に障害のある人たちの権利、そして最後に一番弱者の子どもの権利がそれぞれ自覚されてきた、そういう世紀でした。

同時に「戦争の世紀」とも言われています。戦争で一番犠牲になったのは子どもたちであろうと言われ、第一次世界大戦、第二次大戦以後、さまざまな形で子どもの権利に関する宣言が出されました。しかしいくら宣言が出ても、誠実に履行しようとする国もある一方で、全体としてはなかなか履行されない状況が続きました。

そういうなかで1979年、より強い拘束力をもった条約が必要だという議論が始まりました。そして10年の議論を経て89年、子どもの権利条約が制定されます。

この条約制定に込められた願いの一つは、再び子どもたちに対する悲惨な歴史を繰り返してはならないということでした。もう一つは、子どもたちに豊かな権利保障を実現することによって、人権が豊かな社会をつくれるのではないかということでした。すなわち、被害面だけでなく未来への願いを込めた条約という、そういう考え方をするようになっていくわけです。

子どもの権利条約は各締約国に対して、その国は人権がどういう状況になっていて、どういう問題点があって、それに対してどう対処したかという報告書の提出を義務づけています。そして国連に「子どもの権利委員会」を設け、そこに対して5年ごとに報告しなければならないルールになっています。子どもの権利委員会は、その報告を受けて勧告を出すことになっていて、締約国はこの勧告を履行しなければならないのです。

そしていま、5回目の報告書を提出する時期になっています。この報告書には政府の報告書もありますが、政府は「前に書いた」「問題ない」など非常に不誠実なのです。それは、子どもの権利条約は、アフリカや発展途上国の子どもたちの条約であって日本には関係ない、というのが政府の基本的な立場だからです。ですから、日本のなかで起こっている子どもの問題に対して、誠実な対応をしようとしないわけです。

それに対してNGO（非政府組織）が出す報告書があり、これがいま、私たちが取り組んでいるものです。その報告書で、兵庫県の子どもたちの実態をきちんと国連に届け、有効な勧告につなげていくことをめざしています。

保険医協会による口腔崩壊に関する報告書は、子どもたちのいまの実態、特に貧困と健康格差からさまざまな問題が生じているのではないかと指摘する重要な問題提起だと思います。全国的な取り組みの一環として、この報告書も国連に届ける予定です。

⑵子どもの権利とは

ところでそもそも、子どもの権利とはいったい何か、ということです。子どもには欲求・要求・願い(生きたい・食べたい・遊びたい・寝たい・休みたい・大きくなりたい・もっと知りたい)があります。こういう当たり前のことを、権利として保障することです。

日本の場合、「権利」という言葉のなかに、自分のわがままを要求するとか、自分の権勢を誇示するなどの意味合いも強く、「わがままな子どもに対して権利なんか与えたらどうもならんやないか」という人たちもかなりいることは事実です。しかし子どもの権利は、わがままを容認することではなく、当たり前のことを当たり前に権利として認めていこうではないかというものです。

そういう意味で歯の問題は、子どもたちの食べたい欲求が奪われる、あるいは友だちと一生懸命しゃべりたいという機会も失われる、さらには咀嚼しないと運動能力をはじめさまざまな能力が養えないという、幼児期にとって大事な発達する力を失いかねない、そういう恐れがあると思います。ですから子どもにとっていまの日本は、当たり前の願いが損なわれてしまう危険性のある状況ではないかと思います。

子どもはまた、非常に弱い存在です。周りの人たちの責任として保護・世話が必要であり、子どもの声を十分に聞くことが大切です。そういう意味でも、口腔崩壊になっている子どもに今後どう接していくのかは、非常に大事な問題になっていくと思います。

(3) 子どもの権利条約と子どもの健康・医療

子どもの権利条約第24条は、健康・医療への権利として次のように定めています。

「締約国は、到達可能な最高水準の健康を享受すること並びに病気の治療および健康の回復のための便宜を与えられることについての児童の権利を認める。締約国は、いかなる児童もこのような保健サービスを利用する権利が奪われないことを確保するために努力する」

締約国の義務として非常に明確です。したがって、口腔崩壊の子どもたちにどう対応するのか、国の責任が条約からも問われているということです。

⑷子どもの権利の特殊性

子どもの権利には特殊性があり、「関係性の権利」とも言われています。「関係性の権利」とは、「子どもの権利は周りの人との関係が保障されなければ実現しない権利」だということです。「周りの人(親・教師そしてカウンセラー・医師・弁護士等)の権利が保障されない限り、子どもの権利も保障されない」と、前回の子ども権利委員会の勧告で指摘されています。

そういう意味では口腔崩壊の問題も、周りの人たちの権利が損なわれていることから出てきている問題ではないか。つまり、親の権利が損なわれている、あるいは教師にもきちんと対応する余裕がない、歯医者の人たちも十分な医療報酬がない、そういうなかでこの問題が起きているのではないかと思います。

子どもの権利は、社会全体の労働行政、福祉行政、あるいは経済、それらがそれぞれきちんと整っていくなかでこそ保障されていくもので、ここに特殊性があるわけです。したがって、子どもの権利が本当に保障されているかどうかを見ていくと、日本全体の権利がどう保障されているかがわかってきます。ですから単に口腔崩壊の問題だけでなく、日本全体の問題に切り込んでいく非常にするどい視点をもった問題だと思います。

私たちは兵庫県の実態を踏まえ、日本で今後、子どもの権利が十分保障されるためには何が必要なのかという議論をしながら報告書を仕上げ、国連で真剣に議論がなされ、すばらしい勧告が出るように努力していきたいと思っています。

２「口腔崩壊」の実態把握を

⑴国は実態把握に取り組むべき

今回の学校歯科調査について、私たちは社説でも取り上げました（「神戸新聞」２０１７〈平成29〉年６月４日付）。そこに書いた問題意識を何点かピックアップしてみます。

まずこうした問題は、たとえば子ども自身のお菓子の食べ過ぎなどの食生活、あるいは両親にたまたま歯の健康に対する理解が不足していたなど、一部の個人的な問題ではないのか、という反応がよくあります。

歯の健康状況自体は、子どもも含めてだんだんよくなっていると言われます。厚生労働省が６月２日発表した２０１６年度歯科疾患実態調査結果でも、80歳以上の年齢層で歯が20本以上ある人の割合が51％と、初めて半分を超えました。わが社でも、食べたらすぐに歯を磨く若手社員の姿が、男女を問わずかなり見受けられます。我々の頃はそれほど頓着していませんでしたが、きっちり磨いている人は確かに増えています。

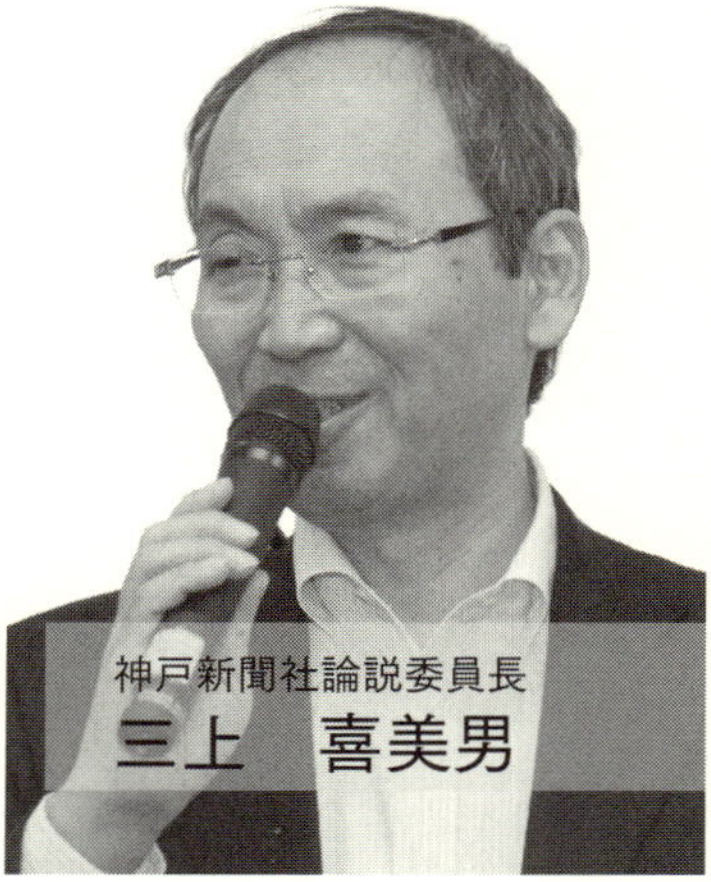
神戸新聞社論説委員長
三上　喜美男

そういう状況のなかで、われわれ自身には「一部の問題ではない」と示し得るデータはありません。ただ、少なくとも今回なされた調査の内容を見る限り、一部の問題と軽視できない現実と捉えるべきではないか、という指摘をしました。これが一つです。

また、これをもとに開業医から直接聞いた内容を紹介しました。姫路市の歯科医師は次のような懸念を述べています。

「幼稚園児にも口腔崩壊が見られる。こうした子どもは口の中を隠そうと会話が少なくなり、消極的な性格になりがちだ」

確かにむし歯になると、噛む力がなくなるとか歯が痛いだけでなく、子どもの心の問題、生活態度全般に影響が出てくるのではないかとは懸念します。

社説では学校医や養護教諭らの、経済的な負担、ひとり親、あるいは共働きの家庭が増え、親が歯科医に連れて行く時間がない、などの指摘を紹介しました。首都大学東京の阿部彩教授らが論文で「経済的貧困と時間的貧困」という言葉を使っていますが、これは二つの問題が重なり絡まっていろいろな問題が起き、さらなる深刻な問題を生んでいる、という捉え方です。今回の調査でも、現場の先生たちはそういう捉え方をしています。こういう見方は大事だと思います。

その上で最後に「国は実態把握に取り組むべきだ」と結びました。とにもかくにも、こうした事例が一部の例外なのか、あるいは私たちの暮らしや働き方や地域のありようにもつながっている構造的な問題なのか、きちんと見極める必要があると思います。そのためには、不毛な論争はあまり意味がありません。まずきちんとしたデータを示すべきです。

たとえば、保険医協会の調査は1団体によるもので、公的な調査と比べれば信頼性に劣る、という声はあろうかと思います。あるいは、回答率が学校の70〜80%あれば、県内の小中高、特別支援学校を含めたほぼ全体像に近いと言えるだろうけれども、今回の2割足らずではサンプル数が少ないし、これを県内に広げて捉えることには無理がある、という指摘もありました。

私たちは、だからと言って一般には関係がない問題だと看過することはできないという立場ですが、より建設的な議論をするためには、きちんと調査をしてデータを示せばよいと思うのです。公的な機関を含め、教育委員会、養護教諭の団体などより底辺を広げ、調査のフォーマットも統一して、いろいろなところで共通して使える方法を考えて提示すればいいではないか、と思います。

そういうことをせずに、意味があるとかないとかのキャッチボールをしていても仕方がありません。とくに否定をする側は、その根拠、現状をきちんと示す必要があるでしょう。心配すべき問題があるのですから、はなから一部の問題として退けてしまうのはおかしいと思うのです。

記事に接した一般の保護者も、やはり心配でしょう。自分たちの子どもだけでなく、親戚や知り合いの子どもなど、いろいろな関わりが考えられると思います。そういうことに対して、責任あるところがきちんと答えることがまず肝要だと思います。それを、私たちも新聞社として社説で求めました。

(2)自己責任論と問題の〝見える化〟

この問題に限らず、私たちも悩む話としてよく出てくるのが自己責任論です。自己責任あるいは非常に個別の事例ではないかという意見と、みんなで考えるべき話ではないかという意見の折り合いの問題が、報道する側の課題としてもいつもあるわけです。

たとえば相対的貧困の問題です。社会のなかの比較で、その人がどの位置にいるかということが、実はけっこう大事だと言われています。ここには、自分たちはこれくらいでやっているという、人それぞれの固い生活実感があります。とくに苦労している人はそれが強い。「俺ら、がんばっている」という思いです。そういう人から見れば「それくらいで何を言っているんや」という話になりがちです。

ある自治体の首長さんから「そういう貧困の問題って、いまあるんですか?」と言われたこともあります。ご飯が食べられないとか住むところがなくて困っている人は実際にいると思いますが、「そんなにいるはずないでしょ」という発言に驚いたことがあります。

つまり、食べるものも手に入らないくらいだという絶対的貧困は、いわばわかりやすい問題です。それに比べて、社会のなかでいろいろな格差があり、人よりも自分は評価されていない、あるいは十分な待遇を受けていないというような事柄がおよぼす影響や、それに対する感覚は人によって非常に違うわけで、わかりにくい。そこが難しいところです。

かつてNHKで女子高校生の貧困を扱った番組がありました。パソコンを勉強したいけれども買えないので、キーボードだけ買って練習しているというような話でした。ところがその番組中で、たとえば好きな音楽のアーティストのチケットが部屋に張ってあると、「コンサートに行っているじゃないか」「本当に困ってるんですか?」という混ぜっ返しが必ずあるわけです。どう困っているのかの捉え方は非常に違うから、そういう見方が出てくるわけです。

多くは自分なりの生活実感にもとづくものですから、「そうじゃない」と説得するのは非常に難しい面があります。「うちかて、こんなに苦労してやってきたんですよ。それくらいで何ですか」と、我慢のし合いのような話になってくると、問題の本質がわからなくなってきます。私たちも報道する際に、どこをどう捉えて伝えたらいいのか難しくなります。反論が来るのは覚悟していたとしても、どうもうまく建設的にならないわけです。

たとえば昔、尼崎の公害訴訟の取材をしたことがあります。まだ公害訴訟が提起される前の段階で、私たちは現場取材をしました。煤煙の問題がいま以上にひどく、トラックからの煤煙をはじめ、国道43号、高速道路からの煤煙、工場からの汚染物質の放出など複合的で、尼崎での取材中は、私も2年続けて冬に気管支炎になっていました。尼崎の赴任が終わったらピタリと治りました。

国道43号と高速が二重になっている、その沿線でずっと暮らしている家族を取材しました。小さな子どもを外に出せないので、家の中に滑り台を置いて遊ばせていました。その姿を写真に撮って記事にしたことがあります。いまは家庭用の滑り台も珍しくありませんが、当時は家の中に滑り台を置くこと自体があり得ない話でした。それをショッキングな話として報道したわけです。

すると、「引っ越したらええやないか」という反応がありました。そうはいかない現実があると説得するのは非常に難しい。なかには「うちは無理してアパートを借りかえて引っ越したよ」という人が出てくる可能性もあるわけです。

そういうやりとりにどう終止符を打ち、話をどう先に進めるかは、我々の大きな悩みです。相対的な、あるいは非常に個別的と言われがちな今回の口腔崩壊のような問題を、どう〝見える化〟するのか、どのようにして「なるほど、それはわかる」と提示していくのか。私たちにその工夫をせよと突きつけられているように思っています。

(3)健康格差と手遅れ事例

社説で健康格差を取り上げたことがあります。憲法に保障された平等や幸福追求の権利がないがしろにされているのではないかという問題意識から、なかでも格差の問題に焦点を当てました。健康格差をテーマにしたのは、健康の問題ならまだ実感をもって、「もしかしたら俺もそうかもしれない」「私たちにも関係してくる問題かもしれない」と捉えやすいのではないかと思ったからです。

その際、足立了平教授の協力で、特に学校歯科健診の現状から感じ取られた歯の健康の二極化について紹介しました。全体的にはかなりよくなっている歯の健康状態のなかで、そうではない子たちが表れ始めている。これをどう捉えたらいいのかということです。背後にある問題を考えていくと、たまたまその人たちが自分自身に対する責任を果たさなかったためだという、いわゆる自己責任論ではないと感じと取ってもらえるのではないかと思いました。

わかりやすい例として紹介したのが、手遅れ事例です。民医連が毎年全国で調査しています。経済的な理由で保険料を納付できずに健康保険が失効してしまうと、資格証明書あるいは短期の保険証を発行してもらうことになりますが、その手続きも煩わしいからと放置してしまい、受診もしない人がいます。そのなかで手遅れになって亡くなった県内のケースを一つ紹介しました。がんの人でした。長く治療しておらず、周りの人に言われて受診したときにはすでに手遅れだったそうです。

これは捉えようによっては、非常に特殊な例と見られかねません。しかし、受診抑制ということがわりと広くあると感じ取る人や、あるいは負担の問題など経済的な貧困と時間的な貧困が両方あって

「実は私も受診控えがちやわ」とか「俺も言われてんねんけど、ちょっとさぼってんねん」という人も、もしかしたら少なくないかもしれません。言ってみれば、その突き詰めた形がこういう手遅れ事例であると感じ取ってもらえれば、と思って取り上げたものでした。

受診抑制については、多くの医師の実感でもあるようです。「また来てくださいよ」「継続的な治療が必要ですよ」と言っているにもかかわらず、来なくなる患者が実は多いという話をよく聞きます。

そういう現状をきちんと数量的にも把握することが、公的な機関や専門家の役割でしょうし、我々の役割でもあると思います。

第2部
「学校歯科治療調査」が示した口腔崩壊の実態とその背景

座談会1　口腔崩壊や貧困・健康格差の解消をするために
…歯科関係者・養護教諭

座談会2　子どもたちにしっかりした歯の意識を育てたい
…兵庫県内小学校・中学校養護教諭

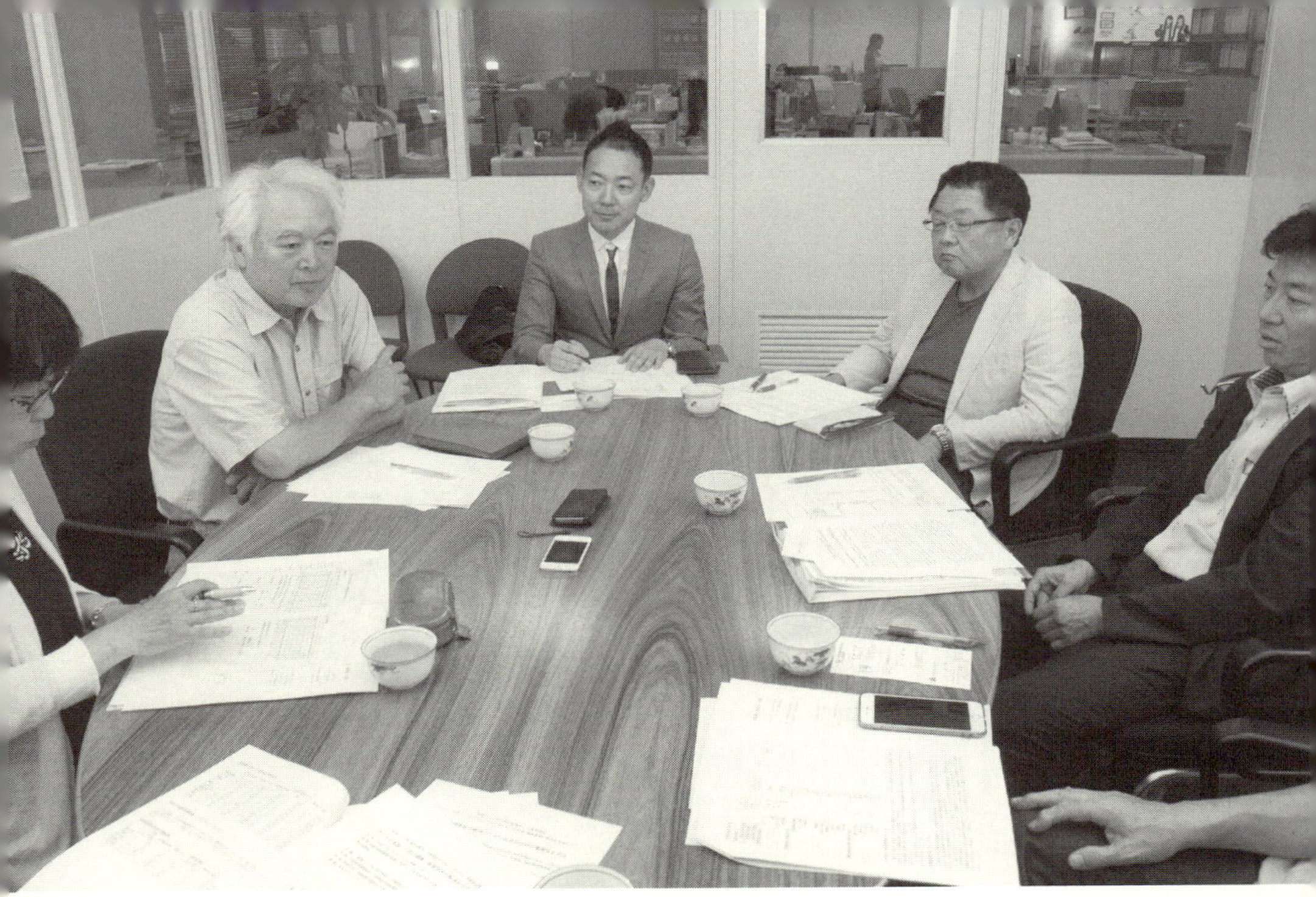

座談会1 口腔崩壊や貧困・健康格差を解消するために

加藤　擁一（兵庫県保険医協会副理事長、歯科医師）
川村　雅之（兵庫県保険医協会副理事長、歯科医師）
小松　盛樹（兵庫県保険医協会評議員、歯科医師）
小島三和子（小学校養護教諭）
冨澤　洪基（兵庫県保険医協会評議員、歯科医師／座長）

冨澤　兵庫県保険医協会が実施した学校歯科治療調査の結果（第1部および資料編参照）は、ほとんどの大きな新聞で取り上げられるなど、非常にインパクトのある報告だったと思います。他の地域でも似たような傾向が出ていることから、おそらく地域偏在は少なくて、逆に全国的な傾向と言い得る、十分貴重なデータだと思います。

今回の座談会は、歯科関係者に養護教諭の先生を交え、現場の実状をうかがいながら、私たちは今後何を投げかけていくのかについて議論したいと思います。まずは、今回の調査を受けての感想や実情の話から始めたいと思います。

1　愕然とした学校歯科治療調査結果

●うわべしか見ていなかったのではないか

小松　私は幼稚園の園医もしています。毎年四十数名を検診して、検診後には園長先生の依頼で親子に歯みがき指導もしています。その四十数名のうち2名ほど、極端に歯の状態の悪い子がいました。あとで園長先生に「ひどい子が2人いましたね。10本以上むし歯がありました。放っておくと噛み合わせにもよくない現状がありますよ。できたらお母さんに言って、近隣の歯医者さんに連れて行ってあげてください」と説明しました。

園長先生の話から、その子の家庭の経済的な状況や共働きなどが重なっているように思えました。お父さんもお母さんも仕事に行かないとやりくりしていけない様子が読み取れて、結果として放置しているのかなと……。ほかにも、兄弟が多いなどの姿も伺えました。その子らは歯を隠し、内向的になるなど、精神的にも影響が出ているように思ったのが今年の感想でした。

川村　私はこの調査結果に、ものすごく愕然としました。私も学校検診を担当していますが、むし歯の子が少なくて「優良校の推薦状にハンコを押してください」と言われるほどです。ですから、年々よくなっていると思っていました。大阪の調査結果も知っていますが、あまり参考にはならないと思っていたのです。だから「変わらんやんか……」とすごく驚いたのです。

驚きながらも、いや待てよ……、と考えてみました。検診には何回か行きますが、どうしても欠席者がいます。欠席者には2種類あって、単に風邪などで休んだ子と、もう一つは不登校に近い保健室登校の子どもです。今年はたまたま、むし歯が多くて状況のよくない子がいました。聞くと、どうやら生活的に厳しいような話で、養護の先生も心配されていました。

それで、私たちはこれまでうわべしか見てこなかったのだ、と気づきました。こうした問題点を指摘したという意味で、今回の調査はすばらしいと思います。

市や県は本当の数値を全部知っていて、検診結果などは当然コンピュータなどでまとめているのだろうと思っていました。ところが、たまたまお会いした養護の先生に「学校でそういうソフトを持っているところはほとんどないですよ。全部手作業です」と聞いて、それは大変だと思ったところです。もち

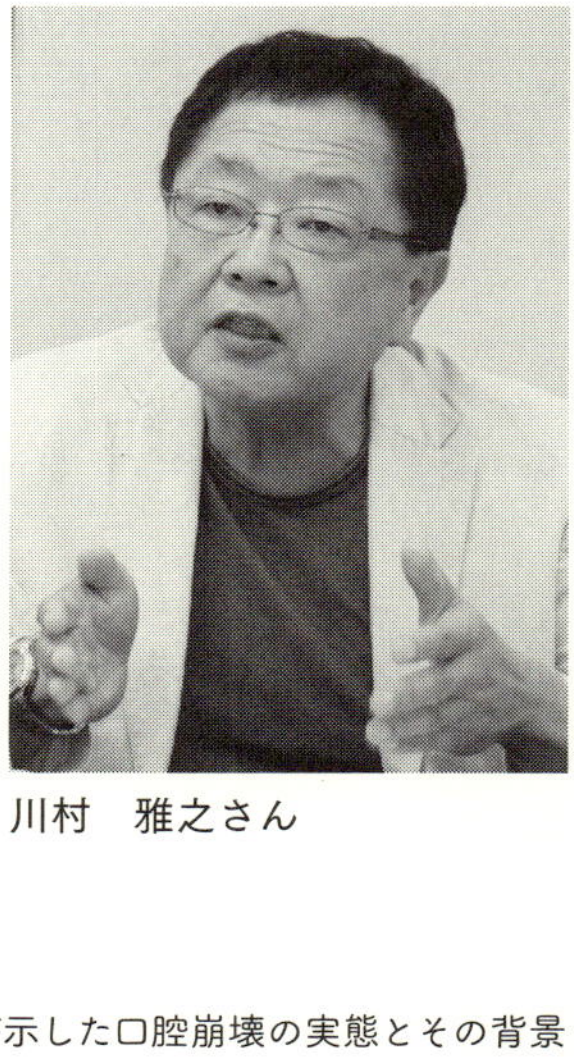

川村　雅之さん

ろん全体としては年々むし歯の数が減っていますが、やはりこうしたある程度公共のデータは市や県が集めて、口腔崩壊や未受診についての調査に取り組むべきだと考えます。

もう一方、これまで日本は比較的中流意識のあったところですが、アメリカと同じような格差が出てきたのだなと痛感しました。

冨澤　確かに私も、大阪府歯科保険医協会の調査結果ももちろん見ていたわけですけれども、今回のこの結果を見て、やはり兵庫でもそうかと思いました。その意味では貴重なデータですし、やはり極端に格差が進んできているのが気になりますね。極端にいい方々と極端に悪い方々がいて、極端に悪い方々には何らかの家庭状況あるいはほかの附帯的要因がかなり多いだろうと言われるところが、今回浮かび上がってきているわけですね。

逆に言うと、確かに学校検診は単純にうわべしか見られていないという可能性がありますから、こうした子どもたちにどういう光を当て、どうやって改善していくかというところを、今後私たちが投げかけないといけないわけですね。

●歯に表れる地域格差

小島　以前は未処置歯をピックアップして、未処置歯のある児童に治療の勧告を出していましたが、いまは要観察歯（CO《シーオー》）、歯周疾患要観察歯（GO《ジーオー》）、要注意乳歯等を含めての受診勧告です。お家の方にとっては、COであれば相談でいいのかなという捉え方かと思います。

現任校でも、受診勧告をわたした児童の受診率は50％前後で、調査結果と同じような割合です。未処置歯がある児童に限ると、受診率は少し高くなります。お家の方も、むし歯があれば連れて行かれているのかなと思えます。

現任校はひとり親家庭が1割、また就学援助を受けている家庭が18％程度です。教育困難校といわれる学校では、就学援助率が4割あります。生活保護を受給している要保護家庭、給食費や教材費を補助してもらう準要保護と言われる家庭を合わせての割合です。そこではむし歯の罹患率等ももう少し高い状況でした。

私たちが受診率を把握する方法ですが、受診勧告を渡し、実際に受診して、それに歯科医の印が押されて返ってきたときに、受診済みとしてカウントしています。

保護者の関心が高い学校でも、高学年の受診率は22％でした。と言うのは、子どもたちが大きくなってくると、この用紙を提出しないことがあります。その場合、学校としては未受診として捉えます。正確には、一人ずつに聞き取ってみないとわからないのです。なくした子もいます。お家の方も「いや、もらっててんけど、どこ行ったかね……」ということもあります。また定期検診等で受診すると、受診勧告の用紙を持参しないこともあります。ですから受診率は、実際にはもう少し高いと思います。

他の学校にも聞いてみると、やはり受診率は50％前後でした。なかには受診勧告を再度、秋に出している学校もあります。検診は1回ですが、2学期にもう一度受診の様子を見て、

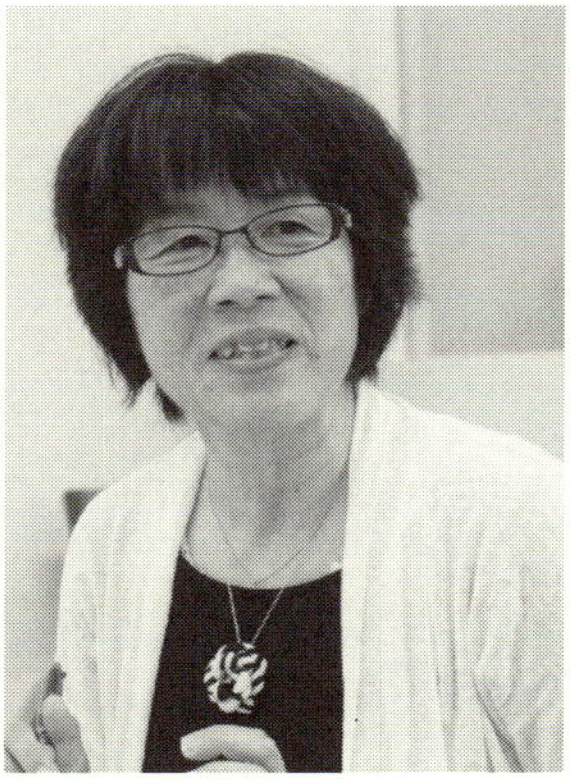
小島三和子さん

まだの児童に再勧告するわけです。するとまた返ってきます。6月の勧告用紙が「忘れてた」と返ってくることもあります。こうして2回出すと、受診率が65％くらいになったりします。

小松　私も、その用紙を忘れたりなくした子には、自前で治療済連絡票を作って出す場合もあります。それと、証明は治療が終わってからですから、むし歯が多い子どもの場合はなおさら時間がかかります。またそういう子に限って来ないでしょう。週1回でもと予約を取っていても、連絡しても来ないから、中途半端な状態で中止になることもよくあります。私も困るのですが、たとえば神経を取れば痛みはなくなりますから、そうしたことで来なくなるケースは、歯科が一番多いですね。

小島　現任校に転勤してときに、治療勧告を出してから戻って来るのがすごく早い、というのが第一印象でした。そのことで、ひとり親家庭も少なく、経済的にも豊かな家庭が多くて、歯についても関心の高い学校だと改めて実感しました。昨年は、歯科健診が終わって勧告を出した6月中に受診した子が3割いました。7月に40％、8月15％で、1学期中にほとんどの子が受診していました。

お家の方は、とにかく早く連れて行こうと思われるようです。3か月に1回などの定期検診を受けていると、ちょうどその予約に重なったからと、勧告した翌週には受診済証が届きます。それもCOが一つか二つ程度なので、ずっと治療を続ける必要もないからすぐに戻ってくるわけです。

少し困難と言われる地域の学校に聞いてみると、7月初めの時点でまだ1枚も戻っていないという話でした。おそらく夏休みが受診時期のようで、養護教諭は「1学期にはあまり戻ってこないよ」と話していました。

もしかしたらこのあたりに、むし歯の罹患率はあまり変わらないけれども、将来的に違いが出てくる部分があるのかなと感じました。

小松　それが不思議ですね。地域格差というか……。

小島　格差は、同じ市町のなかでもあります。やはり、お家の方の関心はすごく大きいと思います。そうやって育った子どもたちは、自分が大人になったときも、わが子に早く治療を受けさせるのが当たり前なのだと思います。

よほどでないと病院に行かない家庭が多い学校もあります。特に歯のことでは、むし歯が10本、あるいは乳歯全部という子もいましたが、受診した形跡がないのです。

今年度の歯科健診結果をみると、むし歯が5本以上あって、なおかつ１本も治療した歯がない子は10名でした。むし歯の本数だけならもっと多い子もいますが、きちんと治療した歯もあるのです。

この10名の子たちの家庭環境を見ていくと、ひとり親家庭で就学援助を受けていて、子どもたちも遅刻しがちです。

同様のケースがもっと多くある学校では、「熱があるから」と連絡して迎えに来てくださったお母さんも、ひと目見て歯の治療が必要だとわかったりしました。

小松　24～5年前だと、幼稚園で園児１００名診ていても、ほぼむし歯はみんなにあるのが現状でした。それが最近は本当に「ＥからＥよし、ＥからＥよし」と、つまり上も下もむし歯がないのです。一番かわいい時期ですし、それだけお母さんも関心があるのだと痛感します。以前とは関心の度合いが違います。やはりこの情報化社会で、かなりむし歯は減っていると思います。

そういうなかに、極端に悪い子がいるわけです。検診後にいつも大きな模型を使ってブラッシング指導をしますが、「今日起きて歯みがきした人」と聞くと、ほとんどの子は元気に「ハイ」と手をあげます。さらに「寝る前に、家の人に歯ブラシ持って行って仕上げみがきしてもらっている人」と聞くと案の定、ちょっとむし歯の多い子は下を向いているかよそを見ているか……。口腔内が悪いと、そういう精神的な面も出てきます。

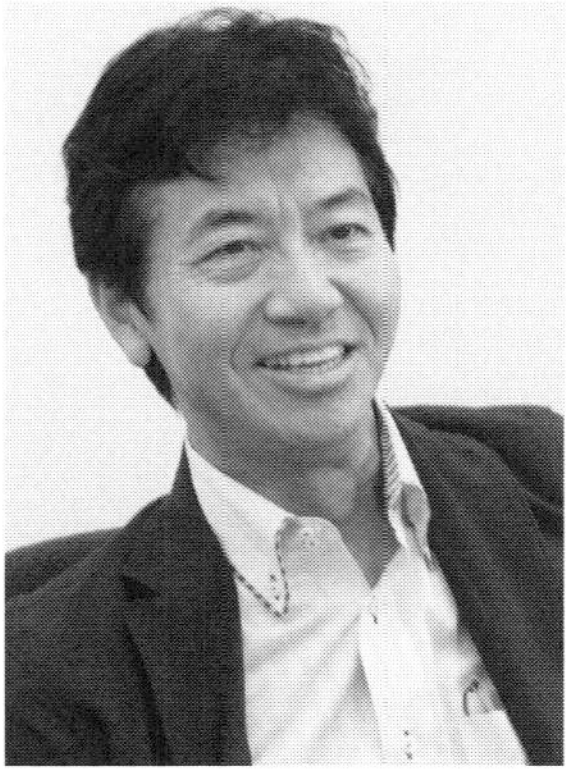
小松　盛樹さん

2　子どもの口腔崩壊の背景を探る

●取り残された子どもたち

川村　養護の先生と「貧困もあるだろうけれども、まず親が子どもを歯医者に連れて行く時間がないという、時間的な貧困というのがあるのではないか」と話題になりました。大人でも、歯医者にはなかなか行きたくありません。子どもが一人で受診するには、親が最初に連れて行っているからこそです。小学校で行けていない子は、中学生になっても一人で行けるわけがありません。まして高校になって、子どもの医療費無料などの制度も適用外になればますます行かない、と……。これらがいまの口腔崩壊につながっているのではないか、という話でした。

冨澤　時間的な貧困というのは特徴的で、今回浮かび上がってきています。とくにいま、中学まで助成制度が拡充されてきていますから、もちろんまだの自治体もたくさんありますが、金銭的な問題はそれほど大きくはないかもしれない、という意見もあります。今回調査したなかでは、色濃いのは時間的な貧困でしょうか……。

加藤　私は今回の問題、三つの要素が複合して起こっているのではないか、と分析しています。まず時間がない、それからお金がない、そして知識がない、この三つの要素が重なり合っている。単純に何か1個の原因だけで起こっている現象ではないと思うのです（第1部参照）。いろいろな要素が重なって歯医者に行かない。その未受診の行き着く果てが口腔崩壊です。もちろん全員が口腔崩壊になるわけではありませんが、可能性が高いということだと思います。中でも、子どもを治療に連れて行く時間がないという問題は大きいと思います。その背景には生活の厳しさがある「時間的貧困」ですね。

いまの口腔崩壊の子どもは、率では0・3％くらいです。私が歯科学生の頃（昭和40年代後半）は、むし歯が10本なんて子どもは山ほどいて別に珍しいことではありませんでした。いまは逆に非常に珍しい。だから目立ちます。そういう子はいじめの対象になったり、口を見せないという話も聞きます。みんな同じで珍しくもなければ、そんなことはないでしょう。だから私はこの子らを、取り残された層だと思っています。

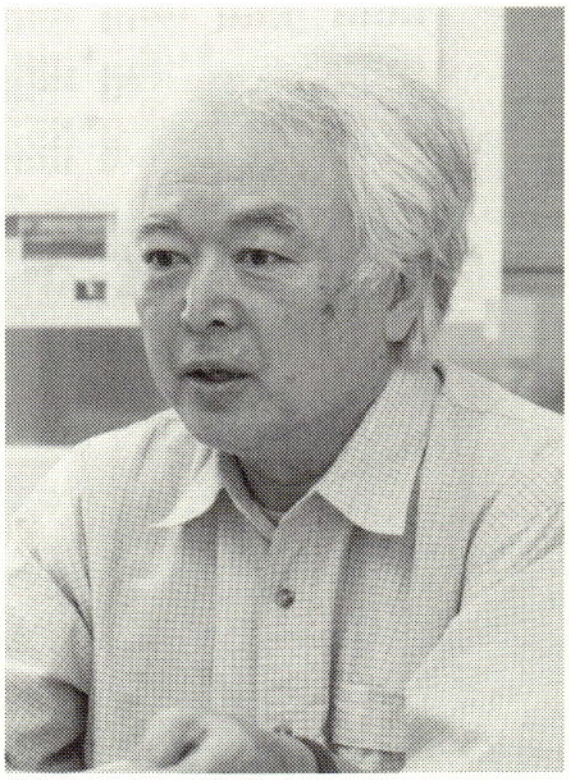

加藤　擁一さん

社会的な条件もよくなって関心も高くなり、みんな努力したから、むし歯の数は劇的に減ってきました。かつての10分の1程度です。ただ、社会全体が底上げされたのなら、そういう口腔崩壊の子は真っ先にいなくなるはずなのに、実際には取り残されています。要するに、歯医者に行ける子はどんどんよくなっていくけれども、底辺の子はそのまま取り残されてしまっている、と思うのです。

基本的に自己責任にしていると、そうなってしまうのだと思います。他の病気でも同じですが、とりわけ歯は、自分の責任だ、子どものむし歯はお母さんの責任だと言われます。自覚のあるお母さんは歯医者に行って定期検診も受けるから、そういう子はどんどんよくなりますが、自己責任では対応できない層が、結局は取り残されてしまっている、と考えています。

小松　お母さんを悪者にするつもりは毛頭ありませんが、「歯で死ぬわけじゃない」などと言われることもあります。けれどもむし歯が10本以上もあれば、給食を食べるのも遅いし、いつも噛めない。やはり、身体的にも精神的にも結びつくのが現状ですからね。

●子どもの医療費との関係

小島　子どもの医療費助成については自治体によってさまざまで、中学生まで無料となった市町もたくさんありますが、所得に応じて窓口負担を軽減し、1回400円あるいは800円、高学年から中学生になると2割などにしているところもあります。就学援助を受けている家庭にはむし歯の場合の無料診療券もありますが、「むし歯だけ」という制約もあり、あまり利用されていないようです。関心にもよると思いますが、むし歯で無料の券がもらえるから行こう、とはなかなかならないように思います。ただ、歯だけでなく子どもの医療費全体が無料になれば、もっと上がるとは思います。

小松　中学生までの医療費が無料になると、個人的な感覚としても、やはり受診は増えたと思います。

こういう制度は必要だと思います。

冨澤　東日本大震災の後も、被災地で医療費の一部負担減免措置があったときはものすごく歯科の受診が増えました。ところが、それが終わったとたんに受診率も下がったという、非常に有名なデータがあります。ただ、就学援助などで無料受診できる立場にありながら、それでも受診率が非常に低いという、そういう意味では厳しい状況もあるわけですね。

小島　就学援助を受けている家庭は、やはり両親が共働きだったりひとり親だったりで、条件的には時間がないわけですね。逆に言えば、所得の問題などそういう条件があるから就学援助も受けているわけです。

川村　いま中卒、高卒の親の子どもがなかなか大学に行かないとも言われています。このしばらくの間に、貧困ということから学歴、知識、さらには治療についての関心などへ、負の連鎖のようにつながっているように思えます。

もともと日本に、そういう格差はなかったように思いますが、ここ十数年の間にアメリカのような格差——学歴と年収によって口の中の状況も健康度も違うような状況に、日本もなってきているように思えます。格差が単に購買力だけでなく、健康などいろいろなところにきているのではないか。ここで食い止めないと、日本の格差社会は大変なことになるのではないか。ヨーロッパなどは格差社会を解消する方向に向かっているのに、日本はどんどん進んでいるのではないか、と非常に危惧します。

●突出したひとり親という要因

冨澤　一つ気になったことで、口腔崩壊の背景としてひとり親が一番で37％です。ひとり親の割合は通常だいたい一桁台くらいです。それがここだけは37％と突出しています。共働きは23・7％で、地域によって偏在はあるでしょうが、一般の家庭の割合とだいたい同じくらいです。今回、ひとり親という要因が突出しているのをどう見ますか。

加藤　ひとり親の9割がシングルマザーと言われています。シングルマザーの貧困率が50％を超えているというデータも出ていますから、とくに母子家庭と貧困との相関はかなり高いと思います。それが口腔崩壊の子どもの家庭背景としてトップにあがっているのは、この口腔崩壊の問題が貧困と大きく関連している一つの証拠だと思います。もちろん、断定するにはもっと突っ込んだ調査も必要でしょうが、そういうことも見ておかないといけないと思います。

ひとり親の多くは、いわゆる相対的貧困（15ページ参照）です。最新の国民生活基礎調査では年所得122万円が「貧困線」とされています*。ですからひとり親世帯は、日本の貧困の矛盾が集中して出て

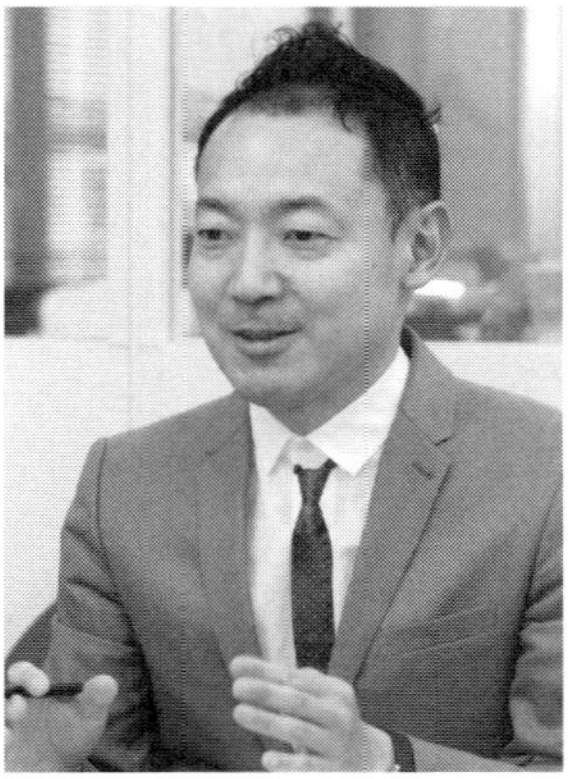

冨澤　洪基さん

*厚生労働省が公表した国民生活基礎調査によると、2015年の最新の子どもの貧困率は13・9％、7人に1人とされ、それまでの6人に1人から少し改善した。なお、経済協力開発機構（OECD）の基準によれば、貧困線は「国民の等価可処分所得（世帯全体の可処分所得を世帯人員の平方根で割って調整した数値）の中央値の半分の額」をさす。また、ひとり親の貧困率50・8％は主要国では最悪の部類。母子家庭で「生活が苦しい」と答えたのは82・7％、「貯蓄がない」と回答した世帯は37・6％とされている。

きている層ではないかと考えられます。

絶対的貧困ではなく、食事にも困っているという昔型の貧困ではありませんから、もしかしたらスマートフォンは持っているかもしれませんが、でも歯医者には行けないと……。日本医科大学の可知先生たちは、「(貧困層では)炭水化物や脂質に偏った食事をる傾向にある」(15ページ参照)と指摘しています。あまりまともな食生活ではない可能性もあります。同調査では貧困家庭に肥満が多いというデータも出ていますから、総合的に低い収入で暮らしている家庭の実相の一つが、歯にも出てきているのではないかと思います。

川村　兵庫県ではこの間、母子家庭に対するいろいろな援助が切り捨てられてきています。当院の歯科衛生士も一人が母子家庭です。彼女はすごくがんばっていますが、どんどん苦しくなってきているそうです。そんななかでも子どもを大学にやろうと一生懸命でした。下の子が大学に入って、ちょっと一息つけたところです。

いまの日本、兵庫県はとくに、がんばる人に水は差しても応援はなかなかしてくれません。彼女はたまたま歯科の世界にいるから、子どものむし歯も早く治そうとしています。学歴もつけなければとがんばってきました。けれども日本のいまの状況は、負の連鎖にもって行こうとばかりしているような気がして仕方ありません。

冨澤　小島先生、ひとり親との強い関連性は、現場でも見出せますか?

小島　現任校はひとり親家庭の比較的少ない学校ですから、学校で熱が出てもケガをしても電話1本で来てくださるお家が多く、病院も連れて行ってくださるので、学校から連れて行くということがあまりありません。学校によっては「学校が連れて行ってくれて当たり前でしょう」と言われます。仕事の都合などで、お家の方にそれだけ時間がないのです。

また現任校では専業主婦の家庭も多く、とくに低学年の間はきちんと家にいて迎えましょうという気風もあります。もちろん、お父さんもきちんとお勤めです。家庭での教育力が高く、歯を治すこと、病気を治すことは大事だと子どもたちに教育できています。

小松　そういうところまで考えると、昔の家族のあり方と全然違いますね。私のところの歯科衛生士も、小さいときはお父さんもお母さんも働いていて、カギを持っていたそうです。やはりどこかにさみしい気持ちがあって、学校でケガをしたとき、お母さんはすぐに来てくれなかったとも聞きました。やはり子どもが帰ったときに、お母さんは家にいるのがいいのかな、昔の家族がよかったのかなとも思います。もちろん、いまは言えないことですけれども……。

小島　何が一番いいのかはわかりませんが、実際私はずっと仕事をしていますから、うちの子たちが家に帰ったときに親はいません。でもそれに代わるものがあれば、と思っています。家にいることだけがいいのではないかもしれませんし、私は、時間があるときは定期的に歯医者に連れて行くなど、できるだけ気をつけています。

関心や経済状況にもよりますが、子どもの何にお金をかけるかというときに、スマートフォンやゲームなどにいくわけです。そうでないところにお金をかけられたらいいのにと思うのですが、なかなかお家の方の関心はそちらには向きません。たぶん、そういうことを教えられずに育ってきたのだろうと思います。

17～18歳でお母さんになる家庭もたくさんありました。そうなると入学式のときの服装から違います。ミニスカートのお母さんの姿もたくさんありました。いまの学校ではきちんとスーツを着て、ご両親そろって来られたりします。「靴はお持ちください」「会場はこちらです」などと書いてある掲示物もしっかり読まれます。

だから、何に一番関心を寄せるかという違いも大きいと思います。子どもたちも、同じような関心の寄せ方で大人になっていきます。ですからなかなか難しいところですが、学校からも保健だよりなどで、お家への啓発にも努めています。

また教科のなかで教えていくことで、子どもたちは知識としてきちんと入れていってくれますから、やはり教育はすごく大事なことだと思います。そのなかで、よりよく生きていくということを子ども自身が知ってくれたら、子どもからお家の人に「歯医者に連れて行ってほしい」「痛いからなんとかしてほしい」と言えたりもします。子どもから言われると、お家の方も連れて行く現状があります。

ですから、いまの子どもたちをいかに教育していくのかが、学校の大きな課題だと思っています。

●歯の治療こそがレギュラーへも近道

加藤　とくに高校の受診率がすごく悪くて、ほとんど治療に行っていません。高校生は全部永久歯だから、問題はそれだけ深刻だと思います。小学校とはまた違う要因、クラブ活動や受験などもあるのではないかと思っていますが、小島先生はそんな話を聞かれたりしませんか。

小島　小学生はやはり、親が歯科医院に連れて行きます。でも高校になるともう自分で行きます。

ですからむし歯治療とは違うこと、たとえば美醜の「美」につながる矯正であれば、お金がかかっても行くかもしれません。そのあたりは、本人がどう考えるかではないかと思います。

もう親御さんのことではなくなってくるので、その点でも、いかにきちんと子どもたちのなかに習慣づけているかではないかと思います。小学校のときからお家の方がきちんと習慣づけていれば、少し歯が痛いとか違和感があったら、すぐに出かけて行けると思うのです。

冨澤　つまり受診できていない高校生たちは、もともとは小学校で未受診のなかに入っていた可能性があるということですね。

加藤　私の患者に高校生がいます。クラブが忙しくて、顧問の先生がなかなか受診させてくれないのだそうです。進学も絡みますが、クラブでいい成績をあげたらいいところに進学できると……。いい大学に行かないと落ちこぼれるというのも現実ですから受験勉強も大変で、これも広い意味で言えば、いまの格差社会の一つの表れなのかなと思います。

小松　いまは中学、高校とクラブ活動で時間がないですよ。急に来たと思ったら「今日は雨やから練習ないし」と……。

加藤　熱心なのはいいのですが、私たちとしてはやはり健康のことも気になりますね。

小松　野球部の子に「奥歯ちゃんと治しておかないと、グッと食いしばれへんやろう」と言うのですが、「そうなんやけど、休んだらレギュラー落ちるし」と……。

川村　レギュラーになりたいのだったら、まず歯を治すべきですよね。

加藤　私たち歯科医療従事者は、そう思いますけれどもね。

小松　いやほんと、そう思いますよ。

3　口腔崩壊や貧困を解消するために

●フッ素洗口は誰でもできる予防

冨澤　いろいろな状況が浮かび上がってきました。私たちは今後それぞれの立場から、改善策を投げかけていく必要があると思います。

川村　予防ということでは昔、新潟県でフッ素洗口が取り組まれました。当時は東北大学の相田潤准教授が、「フッ素洗口は貧困も受診の機会も関係なく誰でもできる、誰もが予防できる」と主張されていました。このフッ素洗口励行によって新潟県は、もともと全国の平均レベルでしたが、六歳臼歯《ろくさいきゅうし》*のむし歯発生率が全国の最低になったと報告されていました。ですから一つ、学校を拠り所にしてこうした予防的なところができないかと思います。なかなか難しいとは思いますが、一つの方向としてはあるかと思います。

もう一つは、学校は災害が起きたときに避難所にもなりますから、歯科治療用のチェアを一台置いて、受診困難な子どもが受診できる機会をつくるのも、あってもいいのではないかと思います。中古の機械も活用できるのではないかと思うのです。

ただこれは以前にも検討されたことがあって、中古を譲るとなると実は再販の問題があって難しいという話もありました。歯科医師会も、そういうところで治療することに対して反対もあったようで、結局実現しませんでした。

しかし受診困難な子どもについては、なんとかして受診できる状況をつくっていかないと、なかなか難しいと思います。親に責任を押し付けてもどちらもかわいそうなだけで、なかなか解決には結びつかない気がします。

小松　幼稚園だと遊戯室などで検診するのですが、暗いところばかりです。いくらライトを持って行っても同じです。市、県が援助するなど、このあたりもシステムを考えてほしいと思います。ただ、機械などが学校の管理になると、難しいところもありますね。

予防も考慮すると、フッ素洗口も本当に必要だと思います。それに当たってはたぶん、担当している校医が出向く必要がある気もします。

冨澤　加藤先生が10の提言をまとめられています（135ページ参照）。響くところがたくさんあると思います。

●子どもの医療費無料化を当たり前に

小島　県の制度として高校生まで医療費を無料化するのは、とても望むところです。県下すべて無料になるとずいぶん違いますし、私たちも「無料だから」と勧告しやすくなります。

＊6歳臼歯＝6歳頃に生える最初の永久歯。臼歯は奥歯のこと。

有給の休みも必要ですね。お母さんは、学校の行事を早く知りたいとおっしゃいます。急に休むと職を切られるという方もあるからです。子どものために参観日にも行きたいし行事には参加したいけれども、できない状況があるわけです。歯科受診についてもそうではないかと思います。ですから、子どもの受診のための休暇が保障されたら、お家の方ももっと連れて行ってくださるだろうと思います。もし、全部の医療費無料化が難しいのであれば、学校の検診で見つかったものについては歯でも目でも耳でも、受診勧告書を持って行けば無料で診ていただけるという制度があれば、もっと受診がすむだろうと思います。受診勧告を無料受診券としてわたせればいいと思うのです。

冨澤　すごくいいアイデアですね。

加藤　高校になったら、兵庫県ではほとんどの市町で医療費も無料ではなくなりますからね。しかし高校生まで無料にしても、そんなに予算がかかるわけではありません。歯の治療はたかが知れていますし、もともとそれほど病気にならない年代ですから。多くの自治体ではまだですが、高校生までの無料化は以前から、強く言っているところです。

●学校での歯科指導

小松　先ほど小島先生がおっしゃっていた、未受診の子にもう1回受診を促すのはいいことだと思います。それから、学校歯科の検診用紙の様式が年々変わっていきますが、煩雑すぎると思います。もっとシンプルに、むし歯などで受診が必要で放置してはいけない、ということを謳えばいいのだと思います。たくさん書いてあっても理解できないのではないかと思うのです。作成にも時間がかかると思いますし……。

川村　様式は自治体によっても違いますね。

小島　歯科健診は、自治体によっては2回やっているところもあります。1回か2回かというのは、たぶん予算の都合でしょうか……。

小松　検診料は、基本料に1名いくら掛ける人数という計算があり、それを歯科医が検診報酬料として受け取っています。

川村　かなりの額になりますね。

加藤　そうは言っても、行政全体の予算から見ればそんなに大した額でもないと思います。教育という意味では、検診は大事だと思います。検診だけでなく、そのときに歯の健康教育もいっしょにすることで、モチベーションにもなりますね。

冨澤　今回の調査で歯科保健指導をしていない学校が16%あったのは、けっこう衝撃的でした。（巻末資料4ページ表）

小松　学校歯科医の義務としては、検診とブラッシング指導です。幼稚園は本当にかわいくて、よく聞いてくれます。お母さん方も横に並んで聞いてくれます。でもやはり、仕事の都合などで来られない家庭もありますね。

小島　現任校では年に1回1日ですけれども、校医さんのところから歯科衛生士さんに来てもらい、1年生が歯みがき指導を受けています。

私たち養護教諭もテーマを決めて研究しています。以前の、むし歯の罹患率が60%ほどだった頃は、学校あげて給食後にみんなで歯みがきをする、歯みがきカレンダーをずっとつけるなど、歯についての指導をたくさんしていました。だんだんとむし歯の罹患率が下がって30％台程度になってくると、いま子どもたちの何が問題かということで、違う課題に取り組むことも多くなっています。そういう影響もいくらかはあると思います。

最近は、文科省が「早寝早起き朝ご飯」と言っていますが、たとえば生活習慣的な早寝早起きなど睡眠に関することがわりと多く取り上げられています。

●歯で生活が見える

小松　子どもでもメタボリック、肥満があるでしょう。私のところに来ている患者にもいますが……。

小島　肥満度30％以上の子どもは、無料で受診し、継続的に診ていけるような取り組みをしている自治体もあります。

冨澤　そうした子どもの場合も、今回のような家庭の背景が見えたりしますか？　それとも口の関連のほうが強いと思われますか？

小島　実感としても多いです。「歯で生活状況が見える」と、養護教諭は感じています。

加藤　歯科の世界では、それは昔から言われています。経済状況とかＤＶ、ネグレクトなど、口のなかで見つけることが多いですね。歯科医師会も取り組んでいます。

川村　ＤＶやネグレクトについては「通報してください」と言われます。ただ、それと貧困などとは全然関連づけられてはいません。
それから、むし歯は確かに全体的に減っていますが、中学、高校ではかなり、歯槽膿漏、歯肉炎、歯石沈着がだんだん増えています。また、口呼吸の子どもが増えています。口呼吸の子どもはむし歯も多く、他の疾病も併発しています。口で息をする子のベースまで考えると、単なる呼吸器疾患だけではなくて虚弱につながっています。口呼吸のなかで虚弱になる、逆に虚弱から口呼吸になっている、そういうのが最近の傾向です。

小松　ゲームをしながら口をポカーンと開けている子ども、ゲームを長時間している子どもも増えていますね。

川村　ゲームをするから夜寝る時間が遅くなります。スマートフォンの光はかなり強いので、本当の意味での脳の睡眠が遅くなるわけです。そのために、昼間の活性化が落ちてしまいます。ですから本当はある程度の年齢まで、スマートフォンの使用はやめたほうがいいのではないか、という気がします。

小島　口呼吸はアレルギーの増加があるかもしれません。アレルギーは本当に多いです。

川村　口呼吸すると余計にアレルギーになりますね。

小松　悪循環ですね。

●行政の責任で詳しい調査と底上げを

冨澤　最後に、これだけは言っておきたいということがあればお願いします。

川村　行政にこういうデータを出して、取り組みを求めて行くことは、やはり必要だと思います。

冨澤　歯科というと自己責任論調が強くなりますが、実はそうではなく、本来は行政がもっときちんと拾い上げていかないといけない、運動にしていかないといけないと思いますね。千葉大学の近藤克則教授も、いまの健康格差はもう自己責任という枠を越えて、自己責任ではカバーできない領域にきている、と言われていました。

加藤　保険医協会としても、一番大事なところだと考えています。自己責任にすることによって健康格差が広がってしまう、ということですね。だから自己責任ではなく、底辺の底上げを公的な責任でやらないといけない。憲法25条があり、健康で文化的な最低限度の生活が保障されているのですからね。

小島　子どもたちは実感するとストンと落ちます。歯を治療して気持ちよくなる、痛みがなくなるということを体験すると、また行こうと思います。子どもの医療費はぜひとも無料にしてほしいと思います。

川村　歯のある子どもはスポーツでも力が出るし、学習能力も上がると言われます（本書第3部参照）。学校で十分にスポーツができて十分に学習できるためにも、口腔崩壊から生還させないといけませんね。

冨澤　歯科関係者もそれをもっともっと投げかけて啓発する必要がありますね。

加藤　幸い、子どものむし歯の治療は、大人ほど長くはかかりません。かなり重症の子でも4、5回通えば、一応は治ります。早めに治療したらそんなに負担にもなりません。

川村　親御さんの知識不足で、たとえば乳歯のむし歯を放置することによって、永久歯の歯並びまで崩れてくるということを、なかなか理解してもらえないことがよくあります。「生え替わるから」と……。

小松　そういう知識は個人差がすごくあります。徹底してきちんと見ている人もいれば、乳歯や永久歯の区別にも無関心という人もありますね。

冨澤　今後も継続的に調査を続け、いつか口腔崩壊がほとんど見当たらなくなり、みなさんが幸せになると一番いいかと思います。ありがとうございました。

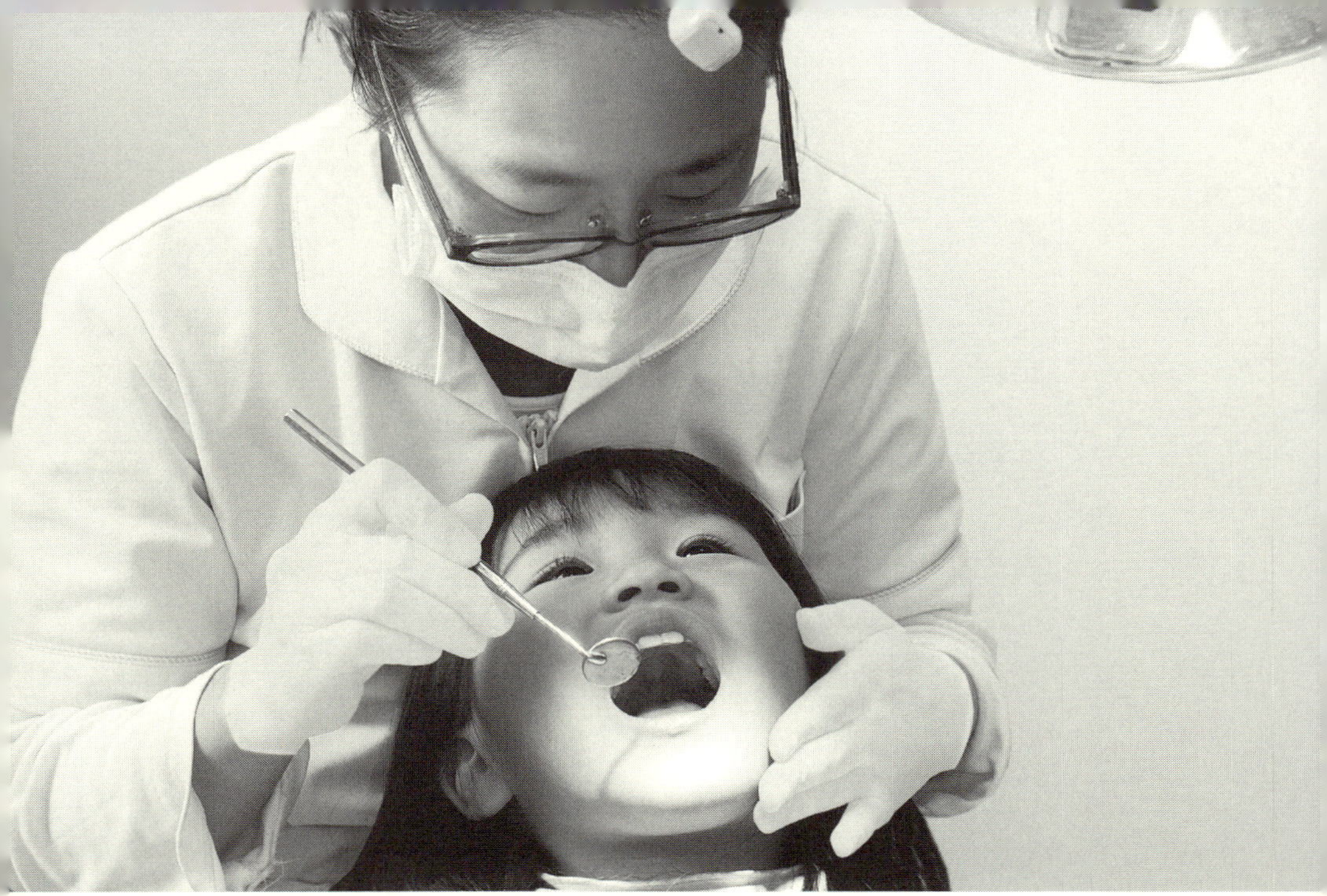

子どもたちにしっかりとした歯の意識を育てたい

座談会2

兵庫県内の小学校、中学校の現職の養護教諭のみなさんに、むし歯が10本以上など口腔崩壊をしている子どもたちやその背景としての家庭の様子、学校での保健指導などについて話を聞きました。

●口腔崩壊児に危惧される陰口、いじめ

Ａ　中学校です。いわゆる口腔崩壊と言われている生徒は、昨年3名でした。いずれも女の子です。3人とも、歯茎は真っ赤ですごく腫れています。歯並びも悪く、周りが「その口どうしたん?」と引いてしまうような状態です。私でさえ、保健室で話していてウワッと思うほどです。もうむし歯だけではなく、口の中全体の状況がよくないのです。ですから、陰で何か言われているのではないかと心配しています。

Ｂ　うちの中学校にはむし歯14本の子がいます。もともと口の中が敏感なので、歯医者に行きたくないのではないかと思われます。他人に触られるのが嫌なのかもしれません。以前は学校に来にくい子でしたが、いまは遅刻しながらもなんとか来ています。口腔崩壊しているからと言って、ことさら日常生活に影響しているようには見えません。もともと偏食が強く、給食もパンかご飯と牛乳ということがあるようです。

Ｃ　うちは小学校です。保護者が自分の生活に精一杯で、子どもも朝自分で起きて自分で来る子が多いです。ギリギリまで寝ているから顔を洗う、歯みがきをする時間がなく、口の周りに食べたものやよだれの跡、目ヤニをつけたまま学校に来る子がたくさんいます。だから高学年になると、歯科健診でむし歯はもちろん歯垢、歯石、歯肉炎がたくさん見つかります。

学校でも毎年歯みがき指導をしていますが、なかなか定着するに至っていないのが現状です。

Ｄ　うちの小学校に、口腔崩壊とされるむし歯10本以上の子はいませんが、10本近い子は5～6人います。家庭生活や子育てができない保護者がいて、そこの子たちが共通してむし歯が多い状態になっ

ています。だから単に歯みがきをしないということではなく、生活そのものが崩壊しているように思います。

また、歯みがきをしていない子は髪も洗っていないしお風呂にも入っていない、さらに着替えをしていないことにもつながるので、やはり匂いなど、その本人には言わないけれども、距離を置かれてしまうようなことがあります。

E 小学校です。口腔崩壊している子は痛がって保健室に来るのですが、不思議と歯医者は続きません。何回言っても歯はみがけないし、身なりも無頓着で、学校に来たがらないこともよくありました。崩壊していなくても歯に関する意識が薄く、歯垢が多い、歯肉炎になっている子どもたちも非常に目立ちます。歯医者さんから「この子はもう限界やから、早急に治療をするように連絡しておいてください」と耳打ちされるケースも見られます。

●子どもは慣れている?

C 新1年生の就学時健診の時点で、乳歯がほとんどむし歯という子が必ず1人はいます。普段からその状態で過ごしてきているので、特に困り感はないのですが、給食で固いものが出たときに非常に時間がかかります。

E うちの学校の子も、給食は食べにくそうでした。家ではもっと食べないでしょうね。

C 家では固いものは全然食べていないでしょうし、おやつも体に良いと思えないものばかり食べているようです。

E　おいしくないでしょうしね、歯垢がいっぱいついた歯で食べるの……。

C　でもいつもついているから、たぶん、おいしいとかの感覚がわからないのではないかと思えます。

A　慣れてしまっているのですね。

C　それで、本当に痛くて痛くて仕方がなくなって、ようやく歯医者に行くわけです。それでも行ってくれたらとりあえず治るのですが、なかなかそこが難しいところです。

●経済的に苦しく、時間や関心がない

E　兄弟の多い子どもたちに口腔崩壊が多いです。両親が揃っている家庭もあり、お母さんも専業主婦で家にいるところもありますが、口腔崩壊している子の保護者も口腔崩壊しています。だからまったく、意識が口に向いていない印象です。

A　口腔崩壊している子の2名はひとり親家庭で、1名は父親が単身赴任でした。経済的に苦しいと思われますが、医療費は中学校3年生まで無料です。それでも親が連れて行きません。仕事の都合などで時間的な余裕がないようです。また、子どものことにあまり関心もないようです。歯に限らず、子どもが高熱を出して連絡しても「私は行けないので、1人で帰らせてください」などと迎えに来ないし、夜遅く家にいなくても気にしないようです。

口腔崩壊の子の家庭には、こうした時間的な余裕のなさや子どもへの関心のなさが共通しているように思えます。歯以外でもいろいろなことで、担任から「もうちょっと子どもの様子を見てください」などと連絡が行っているのも共通しています。

C　歯についての関心がない保護者もいます。もちろん働きかけはしますが「ああ、わかってる、わかってる」と、そこから先には進めません。外国籍の子もいて、言葉の壁もあり経済的に裕福でもありません。口腔崩壊の子の保護者に「とにかく歯医者に」とすすめても、両親ともに「大丈夫」のひと言で終わってしまいます。医療費は「タダですよ」と伝えても、パートなので「休むと仕事がなくなるから、診療時間中に行けない」とも言われます。土日に診療している歯科医院も増えていますけれども……。

B　自己責任と言われて、保護者へのプレッシャーが大きくなっている気もします。それで子どもを塾に通わせたり……。だからケガや熱が出たときも「塾があって病院に行けない」という声をよく聞きます。保護者も子どもも忙しくなっているように思います。

そこに発達障害などが絡んでくると、プリントを持って帰れない、整理できない、どこにあるのかわからない、ということが日常茶飯事です。ていねいに言われてもなかなかできません。これらが相乗関係で、余計に忙しくもなり時間もなくなっていくように思えます。

A　中学校だと、子どもが受診勧告書を見せなかったと言う保護者もいます。子どもが学校のプリント類を親に見せていない、見せても仕方がないと思っている状況があるのかもしれません。

E　関心の高い保護者だと「歯科健診があったでしょ、どうだったの」と聞くけれども、関心が低ければ、歯科健診のプリントがなくても別に何とも感じない。プリントが手元に来ないことはよくあることなので、まったく無関心なのですね。

D　うちの地域も医療費は無料ですけれども、行けないということは、貧困をはじめ生活そのものが問題になっていると思います。生活そのものを改善しないと、口のなかのことばかり心配しても解決しないと思います。

E　無料なのに行かないのは、親の放任なども影響するのだろうかとも思います。兄弟が多いと、それぞれ放ったらかしで育てられている状況ですから。

B　逆に、経済的にすごく厳しそうな家庭でも、全然むし歯がない子もいます。

●乳歯のむし歯は放置してもいい？

C　「乳歯は生え替わるから放っておいてもいい」と言うお母さんがいます。「でもそれは、歯並びなどいろいろ影響しますよ」と説明しても「まあええねん、抜けるから」という感じで、言っても言ってもなかなか理解してもらえません。「私も子どものときむし歯だらけやったけど、いま歯あるし」と言われます。でもその歯は弱いでしょう、と思うのですが……。

A　「むし歯くらい」という保護者の意識がネックなのかとは思いますね。そのせいか、医療費が無料でも受診率は他とだいたい同じくらいです。無料でも変わりない感じですね。

B　「そんなに困ってへん」とも、よく言われます。

●目立つ二極化

A　子どもの口腔状態は、昔に比べたらすごくよくなってきていると思います。１人あたりのむし歯の数も減ってきているし、矯正している子もうちの学校は多いです。年に１回定期検診を受け、クリーニングやフッ素塗布などをしてもらっている子もすごく増えてきています。全体としては、口の中の状態はすごくよくなってきていると思っています。

ですから、むし歯がなく、検診でも問題ないと言われた子が「歯医者に行きました」と紙を持って来ます。定期検診で予約した受診時に検診の紙を持って行き、「定期検診をしました」というお医者さんの印をもらって来るのです。

その一方で、学校から紙1枚の連絡では行かないので、担任からも連絡し、「行きましたか」という確認を繰り返さないとなかなか連れて行ってもらえない子どももいます。

結局、保護者の意識の違いだと思いますが、すごく二極化していると思います。

C むし歯がなくても定期検診に行きましたというところもあれば、絶対に行かないといけないのに、その紙が机の底に埋もれているとか、保護者も「そんなんもらったっけ」「見てないよ」とか、子どもが意図的にわたしてないとか、そういうところもありますね。

D 学校全体のむし歯の数は減っていますが、1人あたりのむし歯が多い子どもはやはり何人かいます。すごく差が広がっていると、年々思います。

●学校に何ができるか

A すぐに治療の必要なむし歯があるのに保護者が連れて行けない場合、「保護者の了解をもらって放課後、私が校医さんのところに連れて行っていいですか?」と校医さんに聞いたことがあります。しかし「保護者が来て、説明をして、麻酔などをするにも保護者の了解が必要だから、学校から連れて来てもらってもダメだ」と断られました。

だから保護者に動いてもらわないと、学校としてはどうしようもない。そのために担任から言ってもらい、私も本人に確認し、何回も連絡を取るという方法しか、いまのところないわけです。どうしたら保護者に連れて行ってもらえるのだろう、どうしたらいいのだろう、ともどかしい思いです。

D　学校でできることは限られていますが、市町の福祉課など公的な福祉の援助をお願いして、たとえば家の掃除ができない保護者であれば、定期的に家を掃除する援助など福祉の事業とつなげることによってその子の家庭の生活を少しでも改善し、そのなかの一つとして歯の健康が保たれるのではないかと思います。そのような取り組みをしているなかで、歯の治療ができ始めた家庭もあります。

C　前の学校では、生活リズムのチェックとして歯みがきチェックもしていましたが、何年か続けていると子どもたちは少しずつ、朝みがくようになりました。子どもたちが「歯みがきしたら気持ちいいなあ」と、「気持ちがいい」ということがわかることが大事だと思いました。

いまの学校でも、子ども自身に、自分の歯がこんなに汚れているとか、こんなに酷いということを意識させることが大事ではないかと思っています。子ども自身にしっかり意識付けをすることが大事だと思うのです。その一つとして、廊下に「お口の鏡」を置いています。それを見て「ほら見て、むし歯だから」と指摘すると「やべぇ」などと言ってくれる、そのひと言が次につながるのではないか。いまは、そういう子を増やそうとしています。

D　学校で、私たちが子どもに歯みがき、ブラッシング指導をするのですけれども、できれば無料で、校医さんや歯科医師会の方に学校に来ていただいて、専門的な歯科保健指導をしていただけたら、すごくありがたいと思います。あつかましいのですけれども……。

C　前の学校のときは、歯科衛生士さんを県から2名派遣してもらって、毎年2、4、6年生に保健指導と歯磨き指導をしていました。とてもありがたいのですが、講師料がいるので……。

●先生たちも忙しい

B　学校の時間は変わらないし、人の数も変わらないのに、やらなければいけないことだけが増えていって、もうどうにもならない感じです。本来子どもと時間をかけて関わりたいのに、それができない状況が出てきています。私たちに直接関わることでも、たとえば2016年度から内科検診に運動器検診が加わりました。事前のアンケートや事後処理などの作業も増えています。

D　小学校で英語が教科になったり、道徳も教科になったり、放課後になったらいろいろな保護者の話を聞かないといけないし、担任の先生は体が何個あっても足りないくらいの生活です。そのなかで歯の保健のことをしてもらうのは、どこに挟み込んだらいいのだろうか、という感じです。

A　私は職員会議で、この口腔崩壊の新聞記事も紹介しています。全体的には校医さんにも「おおむねいい状態です」と言ってもらっていますが、「口腔崩壊の子がいるんですよ」と報告すると驚かれました。その子がいるクラスの担任は「じゃあ親に連絡しよう」と積極的に連絡してくれて、治療にも行くようになりました。やはり担任の先生にも、意識をもってもらえるような情報提供は必要ですね。

C　先生たちは本当に忙しい毎日を送っています。子どもたちのからだのことに関しては、私たちから働きかけないと、先生たちに「そら大変やな」という意識はあまりないと思います。1学期の終わりに健康診断の結果として、この子は歯、この子は目が悪いなどの一覧表をわたします。個人名を出すと意識は高まるように思います。最終的には、こういうことが学力にもつながってくるので、そのことも強調しています。

歯科健診で、歯科医の先生が言うCとかマルなどの用語をよくわからない先生もいます。もちろん用語の説明は事前に配布し、学級指導をしてから歯科健診に来るようにお願いはしています。むし歯が大変だという認識のない先生もいて、自分自身がむし歯になっても「歯医者に行く時間がない」と言っていたりします。

ですから、私たちが機会あるごとに先生たちにも働きかけて、健康全体に対して先生たちの意識も高めていきたいと思います。

第3部
歯科疾患の健康格差とその解消をめざして

神戸常磐大学短期大学部
口腔保健学科教授・兵庫県保険医協会副理事長
足立了平

健康格差――。聞き慣れない言葉だろうと思います。欧米ではずいぶん以前から指摘されていましたが、国民皆保険という素晴らしいシステムをもつ日本で論じられることはほとんどありませんでした。しかし、いまや日本でも健康格差が存在することを、私たちは自覚しなければならなくなりました。日本はこの50年近く、比較的安価に、いつでもどこでも誰でもが医療を受けられる国民皆保険制度を途切れることなく継続してきました。けれどもそれはいま、決して〝誰でも〟というわけにはいかなくなってしまった現状があります。振り返れば、社会保険本人の窓口負担がゼロ割（無料）で医療が受けられた時代がずいぶん長くありました。しかし、それが1割になり2割、3割になりました。それでも、糖尿病や高血圧のような内科疾患では、自己負担が上がったからといって「もう薬は飲まない」というわけにはいきません。自分の体がどんどん悪くなってしまうのが理解できるからです。

しかし歯科では、窓口負担が1割になったとき、受診者が大きく減りました。2割、3割になってさらに減りました。それは、むし歯や歯周病が減ったから受診しなくなったのか。そうではありません。その証拠に、阪神・淡路や東日本のような大震災の後に減免措置によって医療費の窓口負担が無料になると、受診者がどっと増えることからもわかります。口のなかの具合が悪くてもがまんしていたのを、この際に歯の治療をしたい、いれ歯を作りたいという方が多かった、ということなのです。

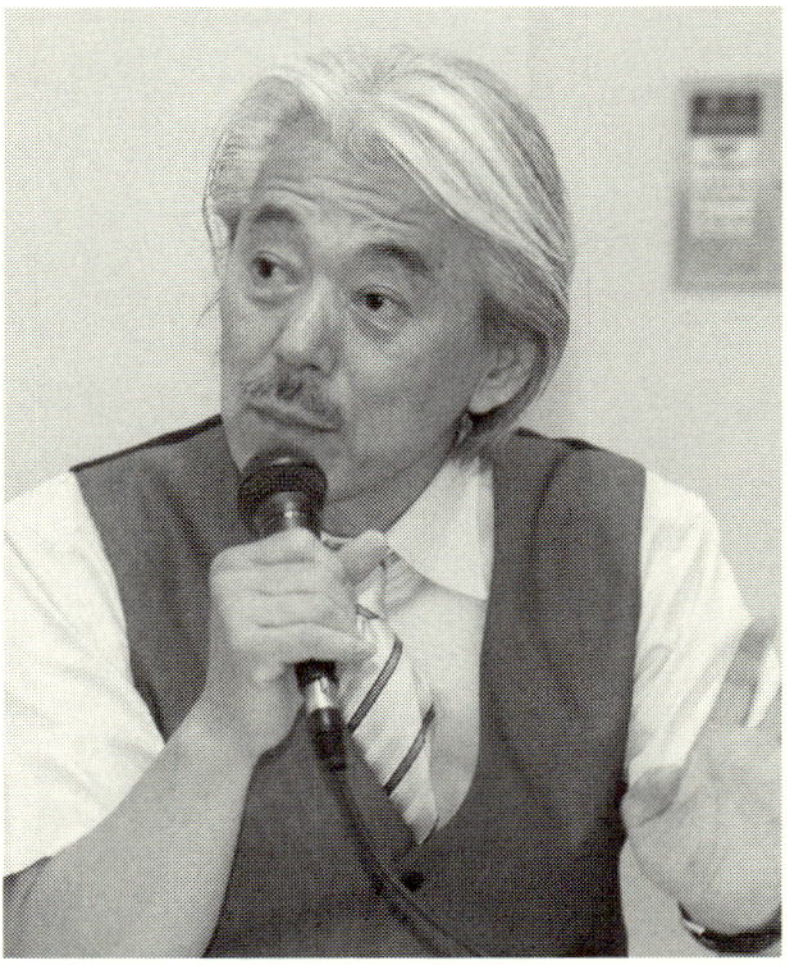

口には社会の世相が表れやすいと私は考えています。現在、健康志向の高まりや歯科医療関係者の努力などにより子どものむし歯は圧倒的に減少しています。にもかかわらず、歯科健診の際に1人で何本ものむし歯がある子どもに出会うことは珍しくありません。ほとんどむし歯のない集団の中に「エッ!?」と驚くようなひどい口の状況の子どもは必ずと言っていいほどいるのです。

今回、兵庫県保険医協会が実施した学校歯科治療調査の結果から、進行したむし歯が多くてうまく噛めない口に対して「口腔崩壊」という衝撃的な言葉を使いましたけれども、口腔崩壊の子どもたちの何が問題なのか、そして私たちはどうすべきなのか——。ここではそのことを考えていきたいと思います。

1 口と歯の機能

むし歯、歯周病の予防や治療にお金を払ってまで歯を残す意味はあるのでしょうか。歯なんて別になくてもいれ歯を入れたら噛めるし、むしろ歯があるからむし歯になって痛い目をするのだからないほうがいい、などと思っている人がいるかもしれません。そこでまず、歯の必要性や口の機能の重要性について触れたいと思います。

(1)噛み合わせと運動能力

運動能力の高い人は、しっかりした顎や強く噛める口をもっています。たとえば、プロ野球米大リーグのイチロー選手や女子スキージャンプの高梨沙羅選手など、世界の一流選手は総じてしっかり噛みしめることができるきれいな歯をしています。

噛み合わせと運動能力について中学生を対象にした研究では、上下の歯の噛み合わせの接触面積が広くなるにしたがって、握力、背筋力、50m走、ボール投げなどの筋力や運動能力が大きいという報告があります(図1)。

高校生や大学生を対象にした研究でも同様の結果が認められ、噛むことと運動能力には相関関係があり、よく噛める子は運動能力が高いということがわかっています。

(2)噛み合わせと転倒

では、この噛み合わせと運動能力の関係は、高齢者ではどうなのでしょう。認知症高齢者で、奥歯がなくて噛み合わせができない人は、自分の奥歯で噛むことができる認知症高齢者に比べて年間の転倒回数が多いという報告があります(図2)。高齢者が寝たきりになる原因で一番多いのは脳卒中、2番目が転倒による大腿骨の骨折です。だから、しっかり噛めるように奥歯を残しておくことは寝たきりになるのを防ぐための一つの方法なのです。

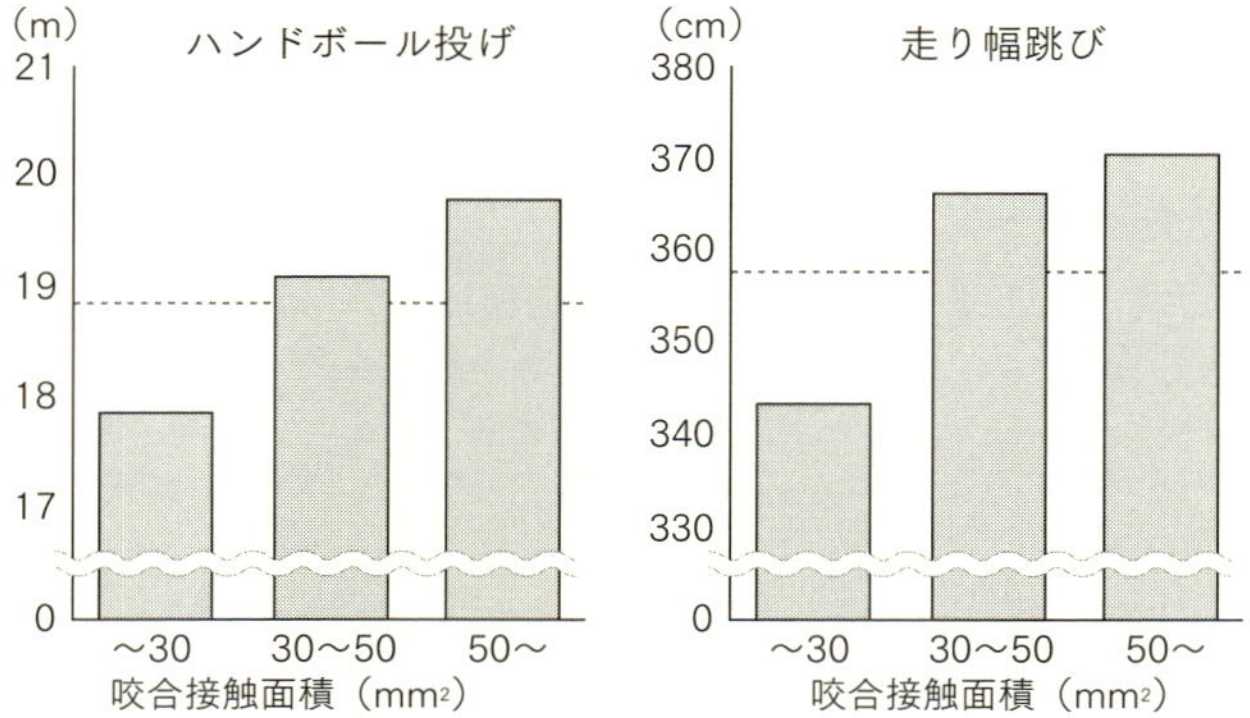

図1　噛み合わせと運動能力
(下野勉、岡崎好秀:歯と体力、健康教室、第469集、65-67、1989)

(3)噛むことと記憶・学習能力

老化とは、運動能力とともに記憶・学習能力の低下が進むことです。これらの能力の低下により自立性が著しく失われると要介護状態になります。老化を少しでも遅らせたいのは私たちの願いです。そのためのヒントになるネズミを使った次のような実験があります。

ネズミは夜行性ですから、暗いところに入って行く習性があります。明るい部屋（明室）と暗室の間に穴をあけた仕切りを設けておくと、明室においたネズミはすぐに暗室のほうに入っていきます。そこで、暗室に入ると電流に触れるような仕掛けをしておくと、ネズミは入ったとたんにビリビリと感電して明室に飛び出すわけです。しかし、しばらくすると忘れて暗室に入っていき、また痛い目に遭って外に出て来るという行為を繰り返します。こうして、暗室に入ると具合の悪いことが起こるということを学習したネズミは、明室に長くいることができます。つまり、明室にいる時間が長いネズミほど記憶や学習能力が高いということになります（図3左）。

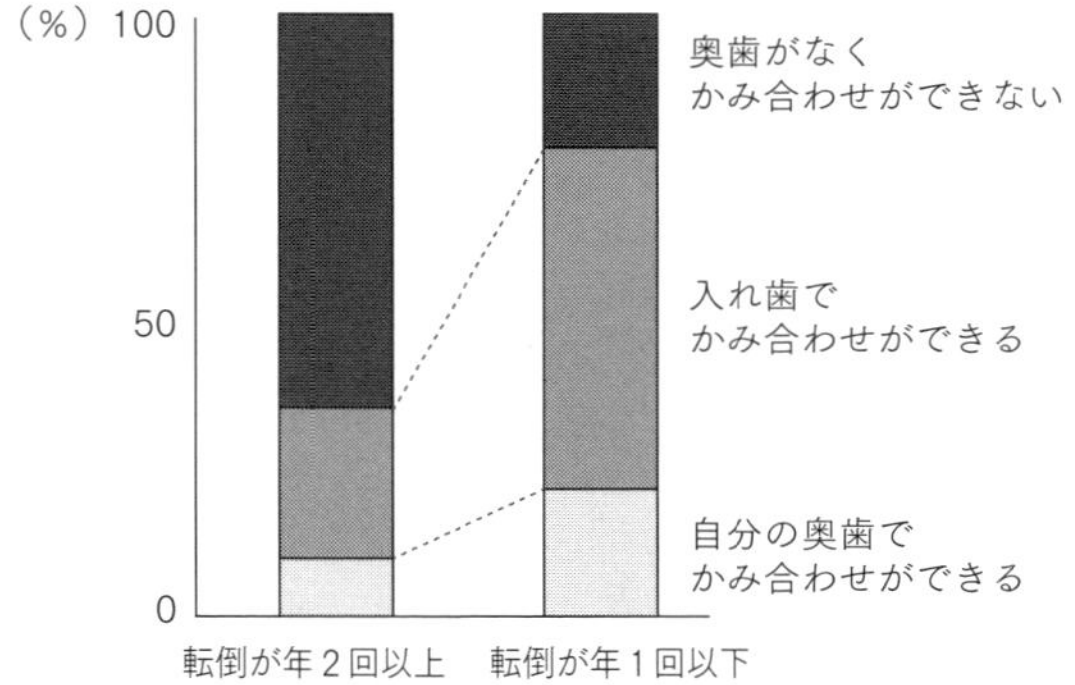

図２　噛み合わせと転倒
（吉田光由、菊谷武、赤川安正：口腔機能向上が運動器の機能向上、栄養改善にもたらす効果――介護予防のさらなる発展に向けて、京府医大誌 121（10）、549〜556、2012）

実験に当たってネズミを3つの群に分けました。一つ目は、あまり噛まなくてもよい柔らかい粉末飼料を食べさせて育てたネズミの群です。二つ目は、しっかり噛まないといけない固形飼料で育ててあげたネズミの群。最後は、奥歯を削って噛めなくして育てたネズミの群です。

最初はすぐに暗室に入っていきますが、感電して痛いのでしばらくは明室にいることができます。しかし、痛みの経験を忘れて暗室に入って行き明室にいる時間が一番短いのは、奥歯を削って噛めなくしたネズミでした。次に成績が悪かったのは、粉末飼料で育てたネズミ、明室にいる時間が一番長かったのは固形飼料でしっかり噛ませて育てたネズミという結果でした。この実験から、噛むという行為（咀嚼）が記憶・学習能力の低下を防いでいる可能性が示されたのです（図3右）。

噛んでいる間には記憶を司る物質が大量に出ているという研究があります。記憶促進物質の一つであるα－FGFは、噛み始めると脳脊髄液の中で増えていき、噛むのをやめた後も2時間くらいは高い状態が保たれています（図4）。つまり

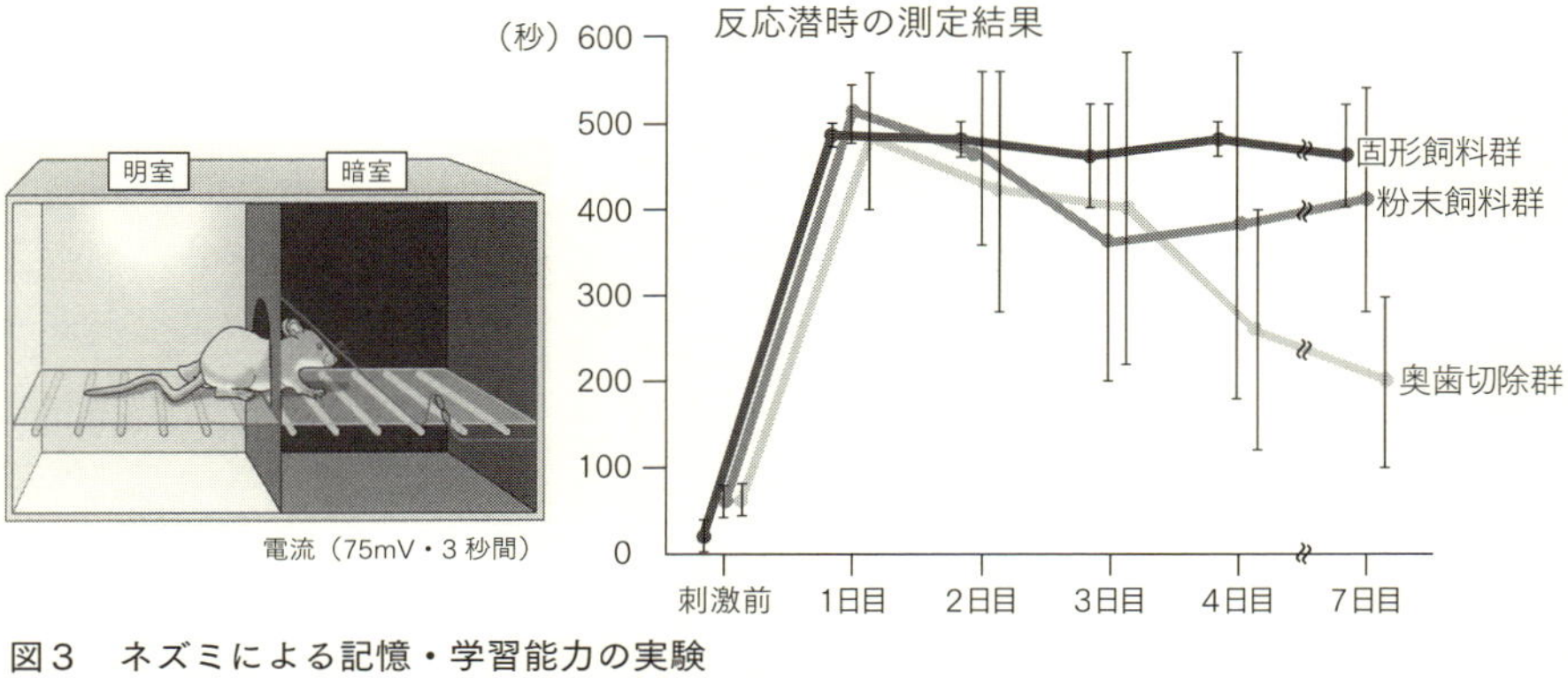

図3　ネズミによる記憶・学習能力の実験
（牧浦哲司：咬合支持の喪失とそれに伴う粉末飼料飼育への変更がラットの学習・記憶機能に及ぼす影響、老年歯科医学 Vol. 16 (2001-2002) No. 2、P 179-185
https://www.jstage.jst.go.jp/article/jsg1987/16/2/16_179/_article/-char/ja/）

この間に覚えたことは忘れにくいということになります。

もう少し詳しく説明しましょう。口の中には非常に優れた感覚センサーが豊富に存在していて、噛んでいる間中、口の感覚情報が大量に脳に流れ込んでいます。私たちは味を感じながら〝おいしい〟と思って食べていますが、この〝おいしい〟という感覚を感じているのは舌ではなくて脳です。舌の表面には味蕾という味に関する器官がありますが、これはあくまでもセンサーです。

たとえば、日が経った食べ物を食べて味がおかしいなと感じたときに、ペッと吐き出します。その、吐き出すかどうかを判断しているのは舌ではなく、舌にあるセンサーからの情報を受けた脳です。そして、ペッと吐き出す動作をするよう筋肉に指令を出すのも脳の仕事です。

歯の根の周囲にはさらに鋭敏なセンサーがあります。歯根膜です。歯根膜は体の中で最も鋭敏なセンサーと言われています。髪の毛１本を噛んでもすぐに気づくのはこの歯根膜の感知センサーおかげです。歯根膜が感知した食物の情報は、脳神経の終末である上下顎の神経を介して脳に送られ、固い

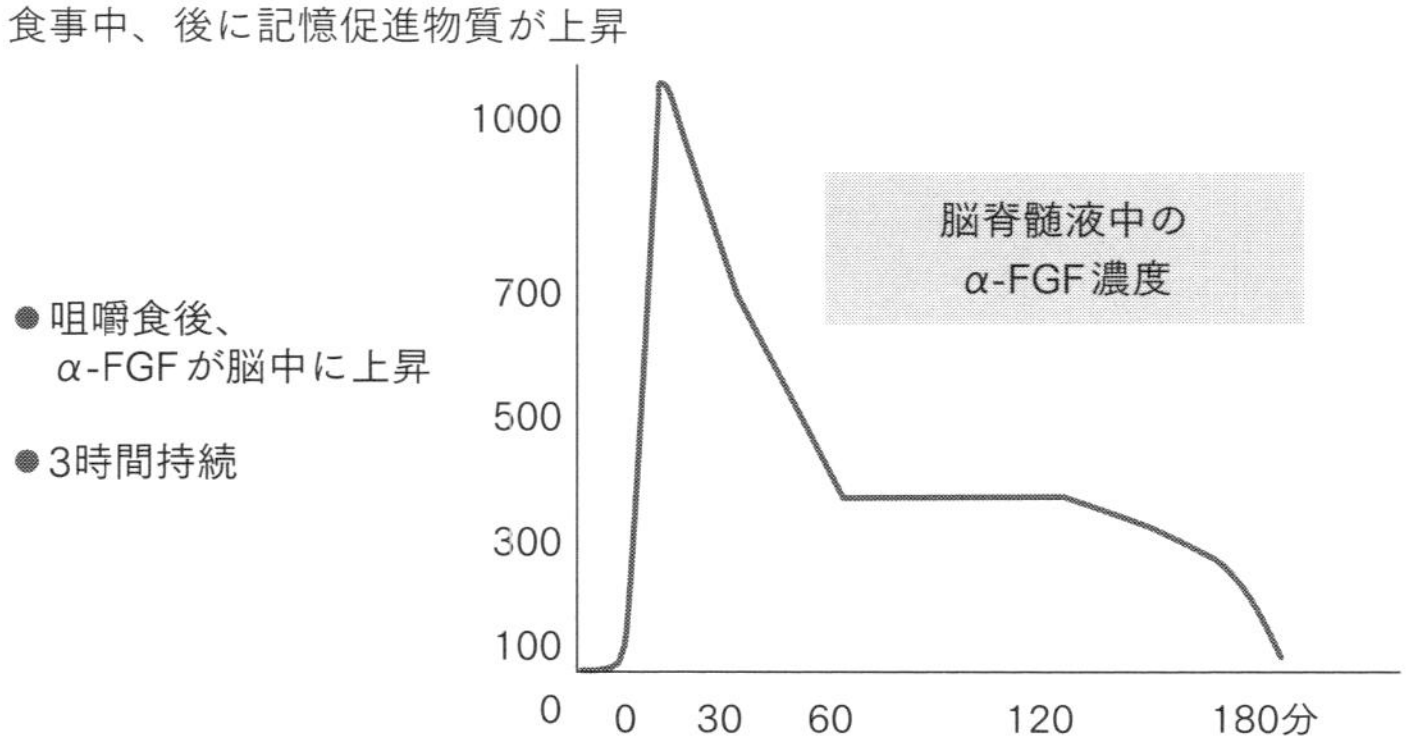

図４　摂食後のα-FGF値
（野村隆之：上皮生長因子と線維芽細胞生長因子の血中および脳中への分泌とその摂食に伴う変化、岐歯学誌、20：60 － 77、1993、17）川村早苗：老化促進モデルマウスの条件回避）

ものは強く、軟らかいものはソフトに食べるよう、顎の筋肉に指令を出し続けています。脳は食べている間中休むことなく、ずっと情報を受けては発信を続けているわけです(図5)。

もし仮に歯が1本抜けたとしたら、その歯からの脳への情報入力はなくなります。歯は全部で28本ですから、1本抜ければ28分の1、2本抜ければ14分の1、歯根膜からの情報が途絶えることになり、歯が全部抜けている人は、残念なことにこの最も鋭敏なセンサーからの情報が脳に届かず、脳の働きはそのぶん低下すると考えられます。

こうした入力と出力をくり返している間、脳は働き続けなければなりません。つまり、噛むことで脳は活発に動く、と言えます。実際に咀嚼中は、脳の血流が増えています。活発に動けば動くほど栄養、つまり酸素が必要ですから、脳は血液をほしがります。だから血管を膨らませて血液をたくさん流そうとします。咀嚼中は安静時と比較すると、約20%血流が増えていると言われています。[1)]

しかも食べているときは、〝ああおいしい、私は幸せだ〟〝明日は何食べようかな〟などとあれこれ考えていますから、脳の

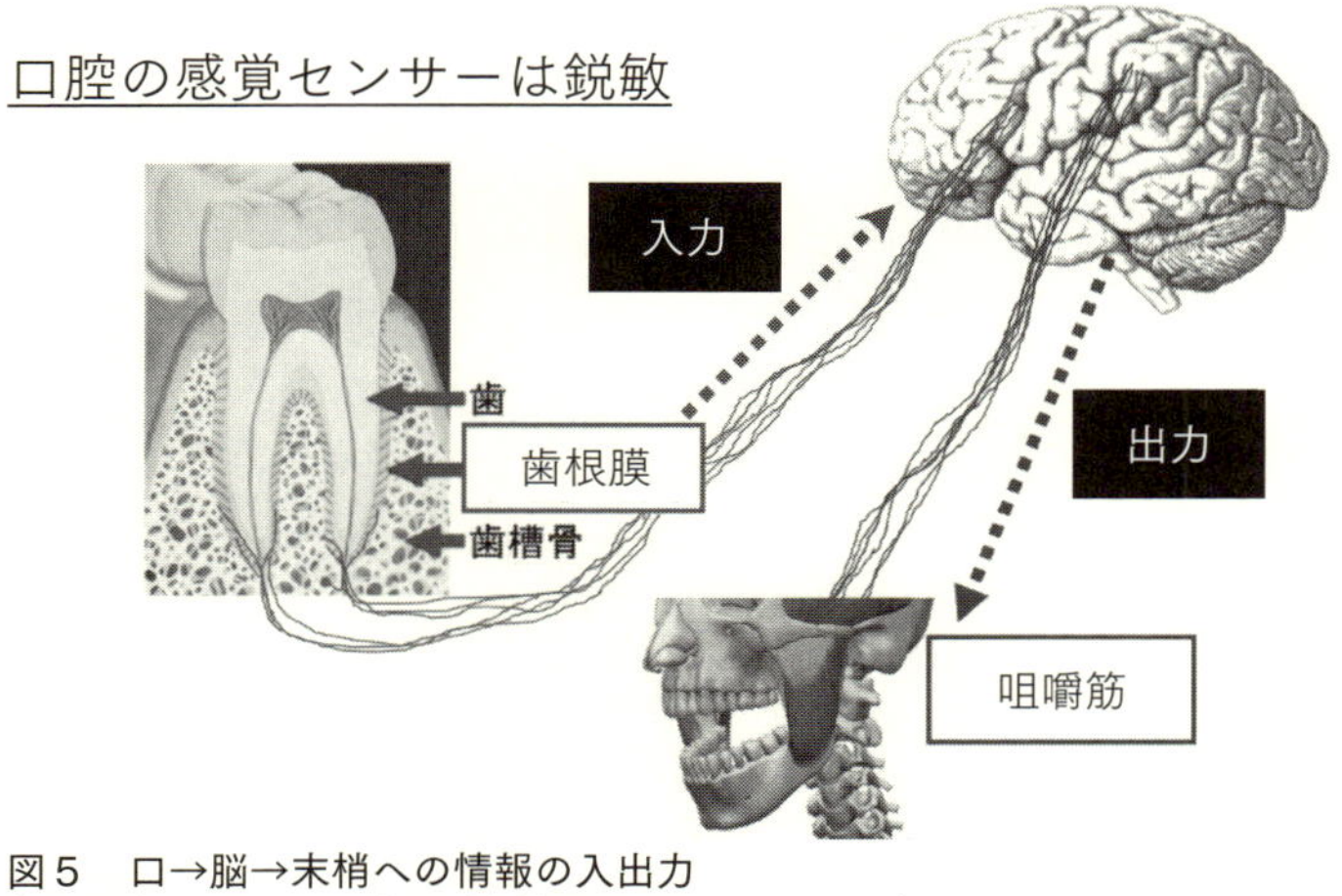

図5　口→脳→末梢への情報の入出力
（神戸常盤大学短期大学部口腔保健学科・足立了平・作図）

多くの場所を働かせています。脳は使っていれば機能を低下させずに維持することができます。だから、噛むことが脳機能の維持につながるというわけなのです。

⑷噛むことと老化

固形飼料を食べさせていても、若いネズミ、中年のネズミ、高齢のネズミを比べると、やはり加齢とともに機能はだんだん低下していきます。つまり老化が認められます。しかし、粉末飼料を食べているネズミとの学習能力の低下の具合を比べると、固形飼料のネズミは加齢による落ち幅が少ないのです（図6）。つまり、老化のスピードを緩めることができたのです。奥歯を抜いたり、粉末飼料で育てたりすることで老化が促進するモデルネズミを作ることができます。逆に、歯を残してしっかり噛むという行為は、脳機能を維持し老化予防につながるということです。

そして、この噛み合わせと記憶、老化の関係は、他の研究などから人間にも当てはまると考えられています。

歯の数と全身の関係についてもいろいろな研究があり、次

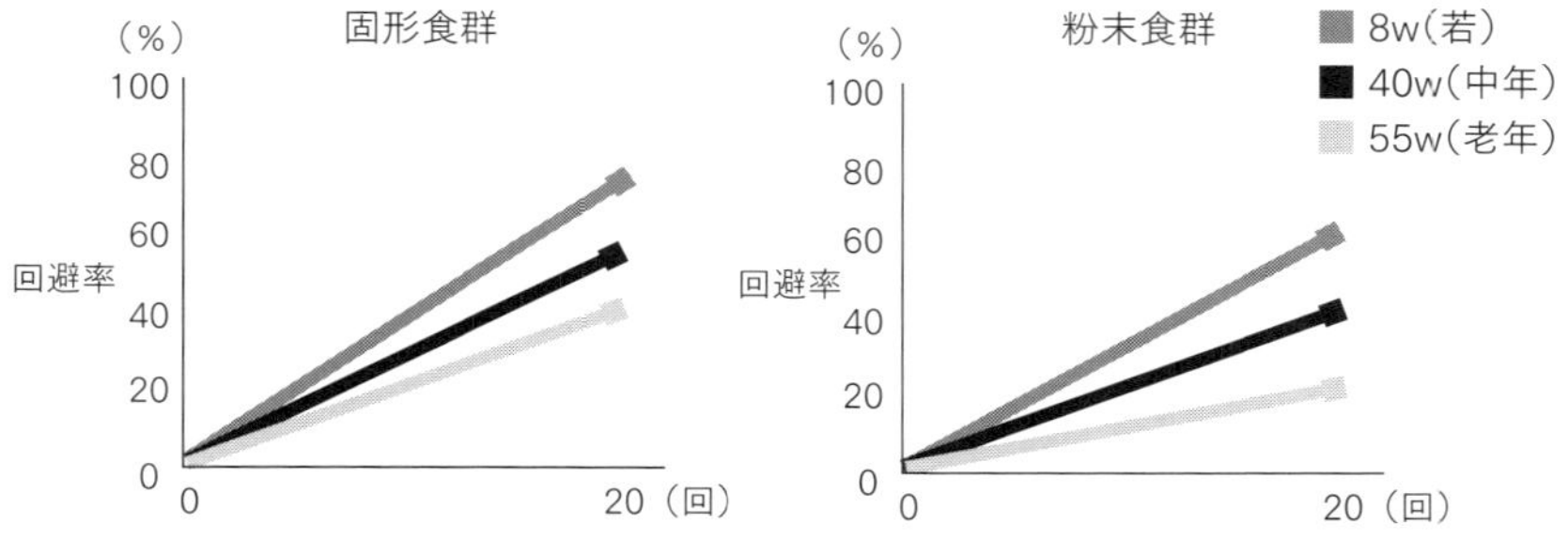

図6　噛むことによる脳の老化抑制―図3と同じ実験での比較―
（川村早苗：老化促進モデルマウスの条件回避学習、加齢変化に及ぼす咀嚼の影響の影響）

のような結果が報告されています。

・歯の本数が少ないほど寿命が短い[2)]

・歯の少ない人は、認知症発症のリスクが1・9倍、体重の減少や痩せのリスクは1・5倍になる[3)]

・歯が少ない人は、要介護状態になる危険性が1・21倍高い[4)]

(5) 健康寿命を延ばす

老化を遅らせることは、私たちの健康寿命を延ばすことにつながっていきます。日本人の平均寿命は世界トップクラスです。男で80・21歳、女で86・61歳ですが健康寿命となると、2013年のデータで男71・19歳と女74・21歳です。つまり男の人で9年、女の人で12年以上は健康でない、要介護期間があるわけです（図7）。できることなら、この差を小

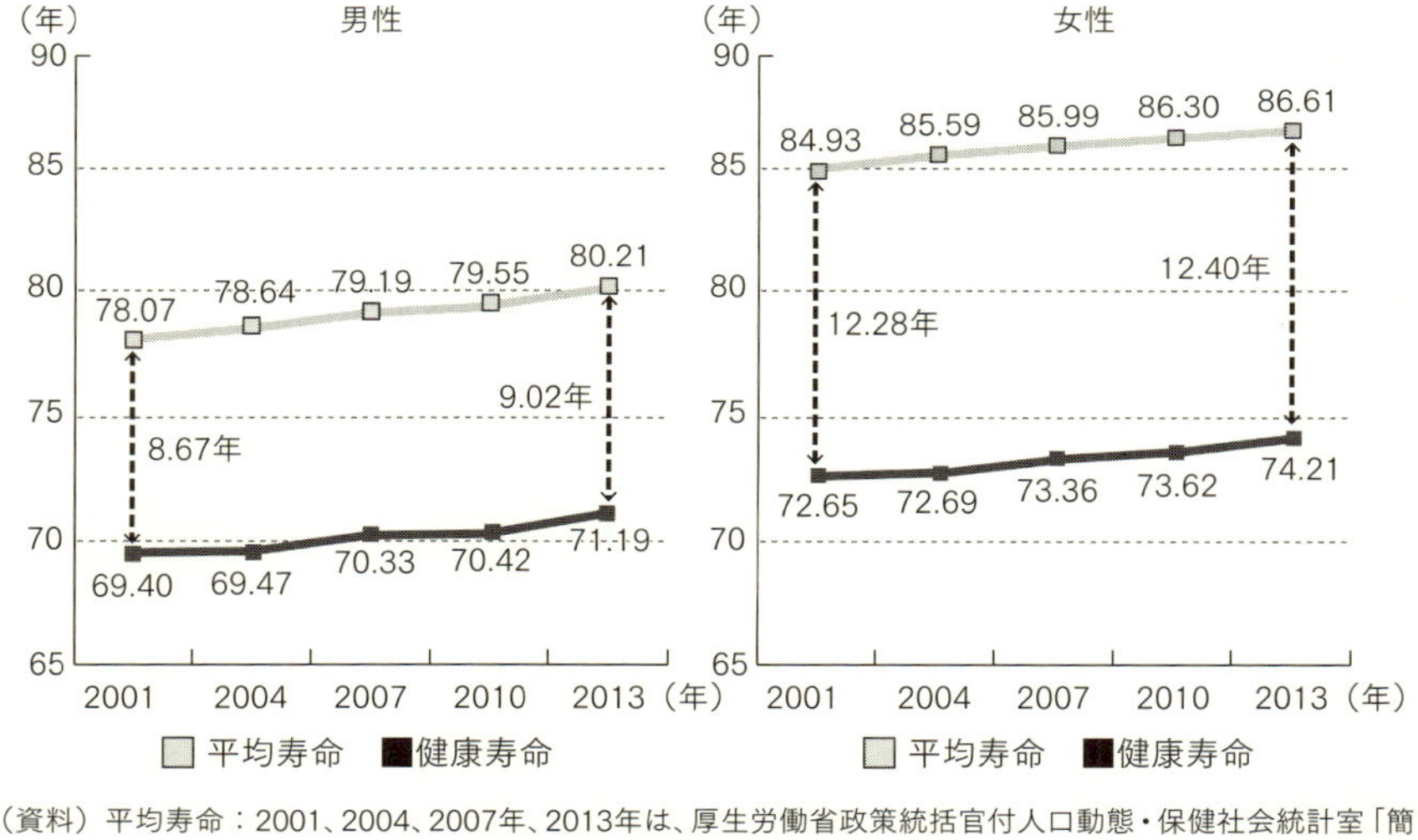

（資料）平均寿命：2001、2004、2007年、2013年は、厚生労働省政策統括官付人口動態・保健社会統計室「簡易生命表」、2010年は、厚生労働省政策統括官付人口動態・保健社会統計室「完全生命表」

健康寿命：2001～2010年は、厚生労働科学研究補助金「健康寿命における将来予測と生活習慣病対策の費用対効果に関する研究」、2013年は「厚生科学審議会地域保健健康推進栄養部会資料」（2014年10月）

図7　平均寿命と健康寿命の推移

（平成28年版厚生労働白書――人口高齢化を乗り越える社会モデルを考える
http://www.mhlw.go.jp/wp/hakusyo/kousei/16/backdata/01-01-01-10.html）

さくして、健康寿命と平均寿命を合致させたいのは誰もの願いだと思います。

老化は運動能力の低下と記憶・学習能力の低下です。歯を残し口の働きを維持することでその老化をある程度予防することが可能かもしれません。そして、歯が抜けてしっかり噛めなくなり老化を促進させてしまうことは、歯科医療関係者の努力でなんとしても回避しなければならないと強く感じます。

1)渡辺郁馬：咀嚼時脳血流のポジトロンＣＴによる測定、老年歯学、第6巻第2号、１９９２
2)深井穫博：口腔保健(歯の保存状況，咀嚼，口腔疾患等)と寿命　１)歯数と寿命，健康長寿に寄与する歯科医療、口腔保健のエビデンス２０１５、日本歯科医師会、２０１５
3)Yamamoto T et.al. Association between self-reported dental health status and onset of dementia: AGES project 4-year prospective cohort study of older Japanese. Psychosomatic Medicine: Journal of Biobehavioral Medicine. PSY.0b013e31824 6dffb; published ahead of print March 9, 2012.
4)J. Aida, K. et.a. Association of Dental Status and Incident Disability Among an Older Japanese Population. Journal of the American Geriatrics Society .2011.

2　歯を残すために

(1)歯を失う原因

歯を失う原因は、歯周病とむし歯がほとんどです。30歳代までの若い世代ではむし歯、40歳以上になってくると歯周病で歯を抜く機会が増えていきます。

日本の子どもは、本当にむし歯の数が減りました。昔は、ニッと笑うと真っ黒なむし歯が何本もある子どもが、当たり前のようにいました。私が大学を卒業した頃、子どものむし歯は本当に多く、毎日歯を削っては詰めていた歯科医が多かったように思います。

いま12歳の永久歯の平均むし歯数は0・9本と、1本を切っています。12歳というのは永久歯が生えて間もない頃ですから、むし歯が少ない時期ではあるのですが、1985（昭和60）年度には4・6本もありました。それがどんどん減って2014（平成26）年度に1本になり（図8上）、さらに2016（平成28）年度には0・9本になっています。

むし歯のある者の割合も、30年前は80〜90%台というすごい数でした。いまはそれがずいぶん減って半分くらいの割合になっています。年齢が上がるにしたがってむし歯は増えていき、現在でも約半数の子どもにはむし歯や治療した歯があるのですが、この傾向は以前と様相が変わってきています。30年前は多くの子が何本もむし歯を抱えており（図8下）、むし歯のない子は稀でしたが、今は逆にむし歯ゼロを達成している子どもが多く、一方で、10本以上のむし歯

12歳児永久歯の平均むし歯数の推移		
	昭和60年度	4.63本
	平成7年度	3.72本
	平成17年度	1.82本
	平成26年度	1.00本

むし歯のある者の割合（平成27年度〈昭和60年度〉）	
	幼稚園　36.23%（82.57%）
	小学校　50.76%（91.36%）
	中学校　40.49%（92.34%）
	高等学校　52.49%（94.29%）

図8　むし歯数の推移（平成27年度学校保健統計速報より作図）

を抱えている子どもが学校全体で数人存在するというような状況に変わってきているのです。日本全体から見れば、子どものむし歯は減少傾向にあるのですが、少ない子と極端に多い子との二極化傾向が認められるようになっているのです。

⑵子どものむし歯は親の責任か

私は、大学勤務の傍ら高校の学校歯科医もしていますが、この二極化傾向は高校生にも見ることができます。歯の健康格差を感じるのです。子どもの平均むし歯数が1本を切るほど少なくなってきたにもかかわらず、いまでも10本以上のむし歯がある、あるいは噛めない歯、根だけになってしまった歯が何本もある生徒が結構いるのです。昔はこんな子ばかりでしたからまったく目立ちませんでしたが、いまは目立ちます。みんなよくなっているなかでいまだに昔のままというのは、何かに原因があるはずです。

むし歯があると昔、歯科医は「お母さん、あなたの責任ですよ」と母親をとがめることが多かったように思います。インターネット上で、あるお母さんが次のような投稿をしました。

「4歳の息子を歯が痛いというので歯科受診させた。今回、初めて受診する歯科医院だった。左上の奥歯がむし歯になっているため神経を抜く治療になると説明を受けた。その際、院長から定期健診、クリーニングをしていなかったことを厳しく叱責された。こどものむし歯は親の責任というのが常識で、他人から叱責されるのは普通のことなのでしょうか?」(歯チャンネル88、2012・3・13)

この質問に対して歯科医療関係者が次のように答えていました。

「子どものむし歯は100％親の責任だと思います」（歯科医師）
「やっぱり子どものむし歯は親の責任ですよね」（歯科衛生士）
「むし歯は親の責任です。歯磨きの習慣も口腔内細菌も親の責任です」（歯科関係者）
なかには「そうでもないいんじゃないの。歯の質の問題もありますよ」という回答もみられますが、多くは「親の責任」と明言していました。

(3)自己責任論の意味するもの

かつてフジテレビの元アナウンサーが、「自業自得の糖尿病性腎症患者の透析なんて、全員実費負担にさせよ！ 無理だと泣くならそのまま殺せ！」などの暴言で、番組を降板したことがありました。それを受けてある週刊誌は、「暴論じゃすまない」実は『人工透析』年間1・6兆円」もかかっていると報じました。「糖尿病は、飽食による贅沢病」（麻生太郎）と言った政治家もいました。いわゆる自己責任論です。

がん、心筋梗塞、脳卒中、糖尿病、認知症など現在の日本人に多く認められる疾患は生活習慣病とされています。以前は「成人病」と呼んでいたものです。これらの病気は、だいたい40歳くらいから亡くなる人が増えていくのでひっくるめてそう呼んでいたもので、「成人病」という病気があるわけではありません。1996(平成8)年、当時の厚生省(現・厚生労働省)が、これらの病気は若い頃からの生活の乱れがその発症や進行に関与しているとして「生活習慣病」と呼称を変えると発表しました。つまり自らの生活習慣を改善すれば防ぐことができる病気、と理解させようとしたわけです。

これは、一面では当たっています。節制もせずに乱れた生活を送れば病気になりやすくなるのは事実です。しかし、その逆が成り立つとは限りません。心筋梗塞、脳卒中などに罹患した人の全てが生活習慣の乱れが原因かと言えば、そうではありません。

企業戦士であった団塊の世代の方々は、聖人君子のような生活をしてきたと言いきれる人はほとんどいません。「生活が乱れていたでしょ」と言われれば、思いあたる節は誰でもあるわけです。それらがすべて病気につながるというのは乱暴な理論です。よしんば、生活の乱れが原因であったとしても、なぜ乱れた生活をしなければならなかったのかを考えると、会社や社会全体のシステムがそういう方向で流れていたのであって、個人の問題として片づけてよい問題ではありません。

結局「生活習慣病」と改めたのは、政府が国民に向かって「あなたたちの責任ですよね」と言いたかった、その裏には何らかの思惑があったはずです。健康保険を使わなかった人には還付金を出すとか、湿布薬などは保険から外して薬局で購入せよとか、医療費に税金を投入することを避けたいという思惑がそこかしこに見られます。そのうちに、「歯が抜けたのはあなたの生活習慣が原因だから、いれ歯には保険がききません」というようなことになりかねない状況がそこまでやってきています。

これで思いあたることがあります。

つい最近、日本老年医学会が「75歳で高齢者」とすべきだと提言しました（２０１７〈平成29〉年1月）。行政的にはある年齢から助成金を出すなど、便宜的な線引きをする必要性はあるでしょう。しかし、医学を研究している人たちが年齢で線を引くなどという乱暴な理論を振りかざすことなどあってはならないことです。高齢者には小児のように発達年齢や成長曲線のような年齢による基準などはありません。70歳になったらこういう血液の数値でないといけないなどと決めているわけではなく、高齢者は個人差が大きく多様性があることが前提になっているのです。

「高齢者は75歳から、それより前は高齢者ではない」と言ってしまうと、いろいろなところに引用されて利用されるに決まっています。どう考えても、政治的な思惑から恣意的に発信されたとしか思えないのです。

もう一つ、いま「フレイル」という言葉がはやっています。これは、加齢とともにだんだんと食べられなくなったりして筋肉がやせ細っていっていく「虚弱」という状態を指します。高齢者の痩せ（筋肉量減少）は危険なため、自己チェックの方法として両手の指で輪っかを作り、ふくらはぎに通したときにすきまができる人は気をつけましょう、というものです。メタボリックシンドロームも腹回りが85cm以上だと気をつけましょうと言われていました。

この時、「自分事化する」という言葉がよく使われます。「フレイル」について発信している先生たちが、「自分事として捉えてください」と言います[5)]。ここで言う「自分事」とは、「自分の責任として捉えてください」と言いたいわけです。おそらく政府はこうした自己責任論を、「生活習慣病」と言い換え始めたあたりから考えてきたのではないかと思うわけです。

全日本民医連は２０１４（平成26）年、40歳以下の若年性2型糖尿病に関する研究結果を発表しました。対象者約８００人に関する全国的な調査です。この調査では、家庭環境から10歳代ですでに肥満状態になっており、遺伝的素因も加わって成人後に糖尿病を発症した人が多いこと、合併症である網膜症を発生する確率が、正規雇用者に比べて非正規雇用者は１・５倍高いなど、必ずしも自分の責任だけでなく、それ以外の要因も発症に関わっていることが示されています。そして、本報告は貧困や労働環境の悪化が糖尿病の発症を早めていることが推測される、と結んでいます。このように、糖尿病には決して自分の責任でないものもあるのです。

⑷健康格差とその影響

こうしたことを「健康格差」と呼んでいます。健康格差とは、「地域や社会経済状況の違いによる集団における健康状態の差」[6)]とされています。そして、この健康格差は富裕層と貧困層の間で顕著に表れますが、実は富裕層や貧困層の中にもそれぞれ社会的な勾配があり、その勾配に従って健康にも格差が認められるようです。

現在は豊かでも子どもの頃に貧しいと死亡率が高い、という衝撃的な研究結果もあります（図9）。たとえば低体重で生まれた子どもはいろいろな病気になりやすいとも言われ、この低体重での出産は貧困層に多いと言われています。

また、所得の低い高齢男性は栄養不足になりやすく、早

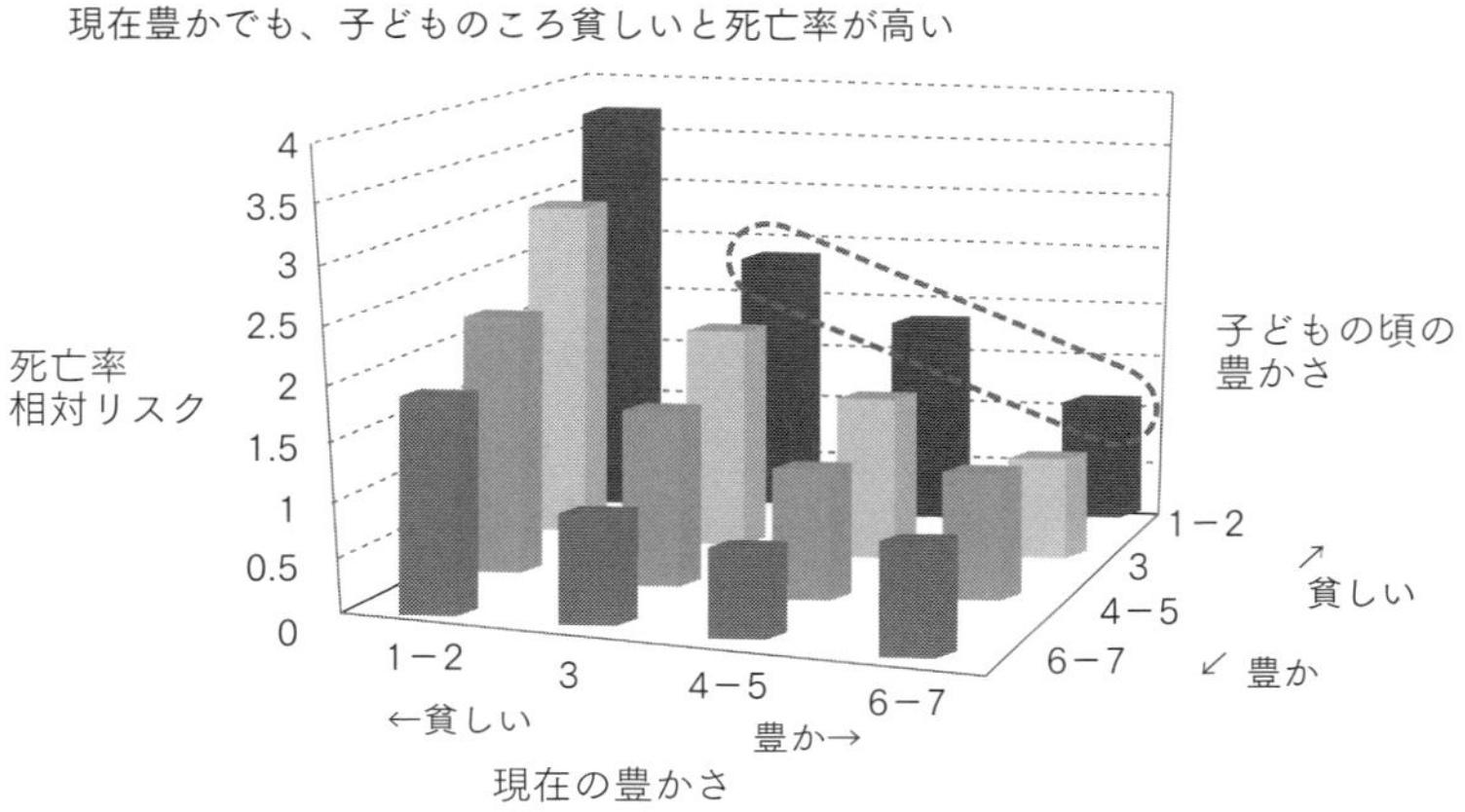

図9　過去・現在の豊かさと死亡率
（近藤克則：『「健康格差」の視点が格差論にもたらすもの』「社会政策研究」第8号）

く死亡するとも言われています（図10）。一般論として考えても、高所得の人の栄養はある程度足りていて、貧しい人ほど痩せの割合が高いのは事実と思われます。

さらに、低所得者ほど受診を控える傾向にあります（図11）。本研究によると治療を控えた理由には「医者に行くのが好きではない」もありますが、年収が低い人ほど費用に関する理由が多くなっています。

一方で、生活保護受給者よりも、それと同等レベルの収入で生活している生活保護非受給の人たちに、口腔の崩壊が大きいという民医連の調査があります[7)]。経済的な補助のある生活保護受給者よりも働けるけれどもギリギリの経済状態で生活をしている人が、非常に危険な状況におかれていると考えられます。

もう一つ、治療のための受診には所得格差がなかったけれども、予防のための歯科受診には所得格差による受診控えが起きている、という研究があります（図12）。

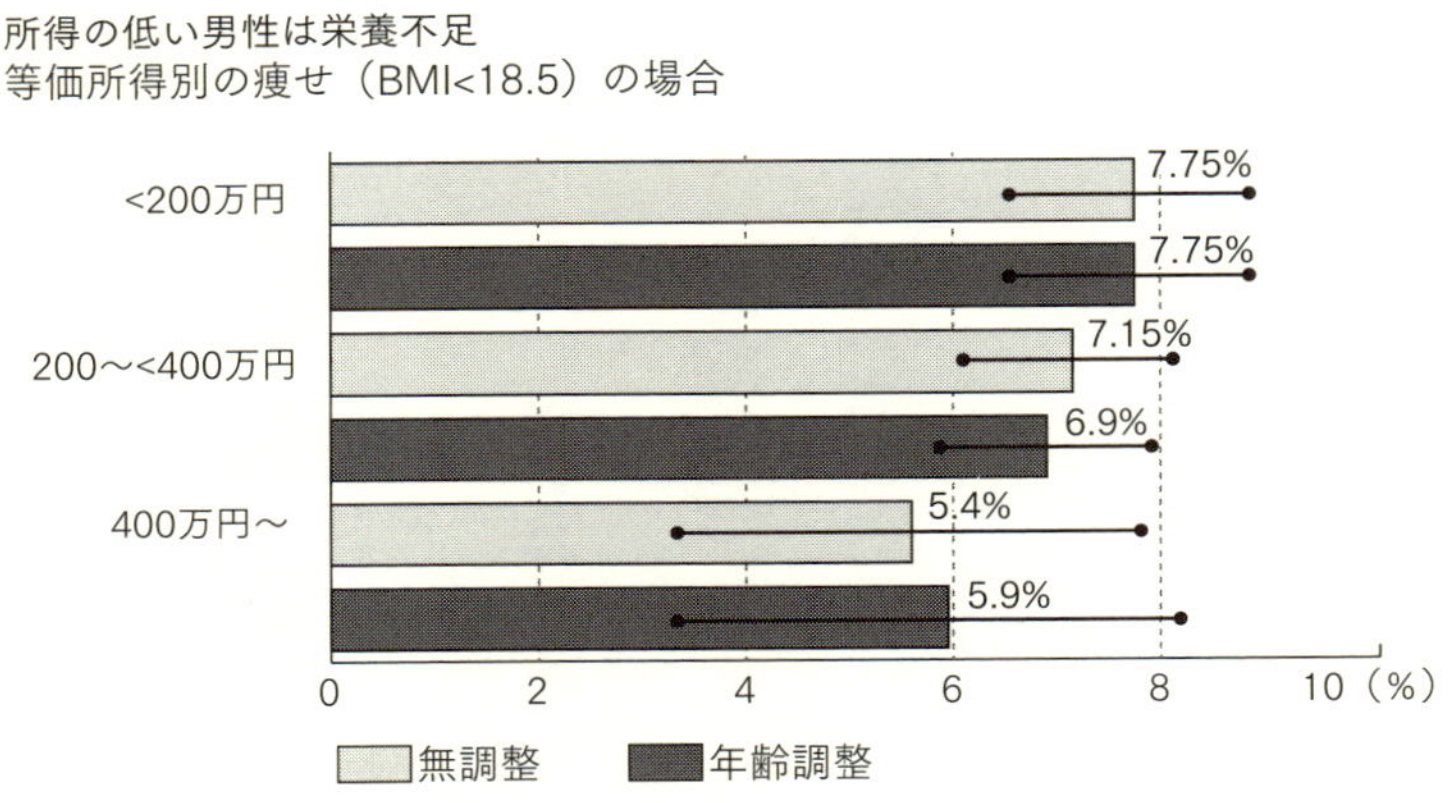

図 10　所得と痩せの関係
（学会発表・尾島俊之、近藤克則、平井寛、村田千代栄：高齢男性における所得等による死亡格差 ～ AGESプロジェクト～、第 18回日本疫学会学術総会、東京、2008 年1月25日）

歯を残すために大事なことは、むし歯や歯周病を予防することです。それには、家で歯を磨きさえすればよいわけではありません。定期的に歯科医院を受診し、検診のうえクリーニングを受けたり、適切な知識や技術を得ることで口の健康は保たれるのです。年に3〜4回の受診が歯を長持ちさせる一番の秘訣なのですが、それができていないのが低所得の人たちということです。

(5)格差社会と歯の健康

所得格差が大きい地域は高齢者の歯が少ない、という報告があります（図13）。これは個人ではなく、その地域を問題にしています。ジニ係数が0・35を越えると歯が2本少ない、とされています。

ジニ係数は、所得や資産の格差をはかるための尺度と言われています。数値は0から1までで、0に近づくほど平等性が高く、1に近づくほど格差が大きいとされています。ジニ係数が大きい地域では死亡率が高く、平均寿命と健康寿命の差も大きい、つまり寝たきりなど要介護の期間が長い傾向に

低所得者ほど受診を控える（n＝25788人、AGESプロジェクト、2006）

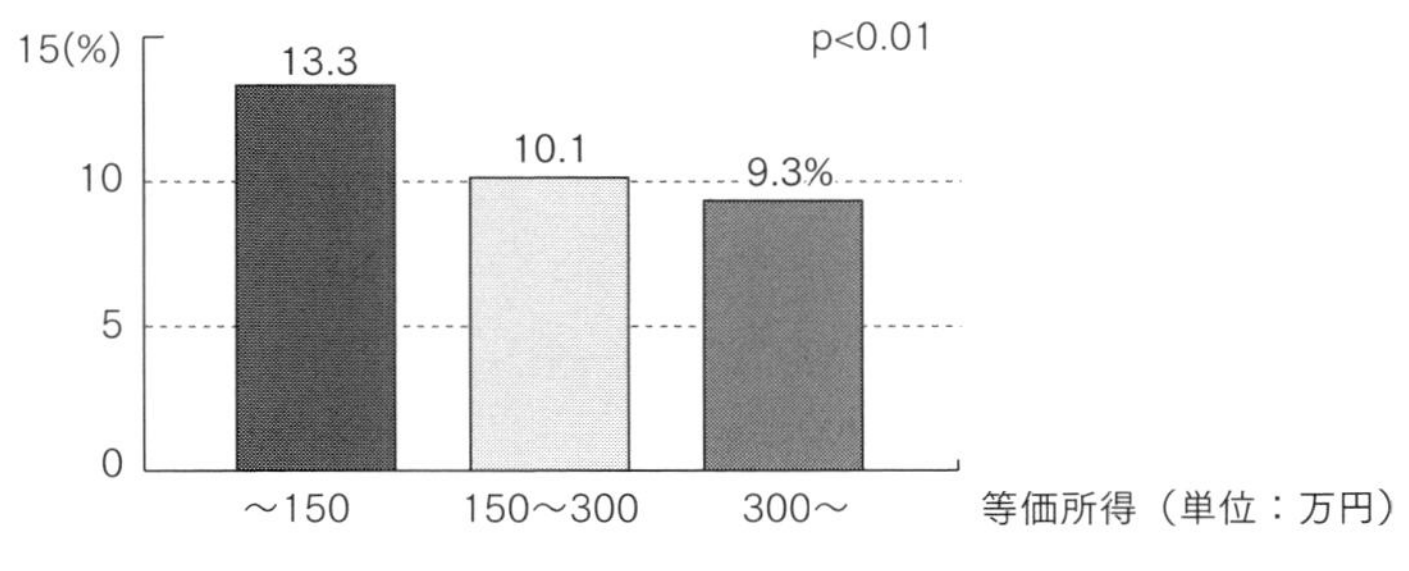

図11　過去1年に必要な受診を控えた高齢者の割合
（村田千代栄、尾島俊之、近藤克則、平井寛：地域在住高齢者の所得と受療行動の関連、第18回日本疫学会学術総会、東京、2008、1、25-26）

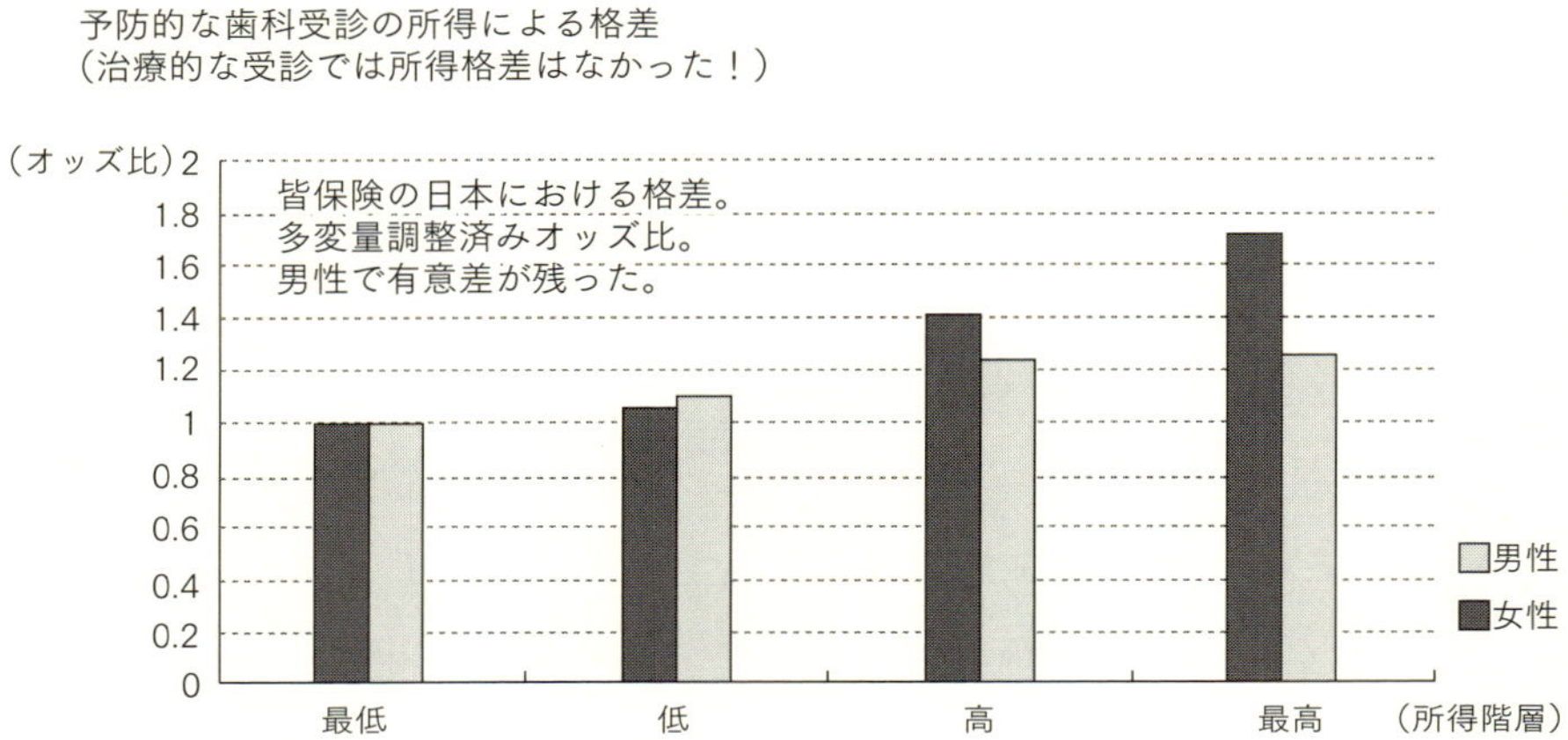

図 12　歯科予防受診の所得による格差

(Murakami K, Aida J, et,al. [2014]. Income-related inequalities in preventive and curative dental care use among working-age Japanese adults in urban areas:a cross-sectional study-BMC oral health 14:117.)

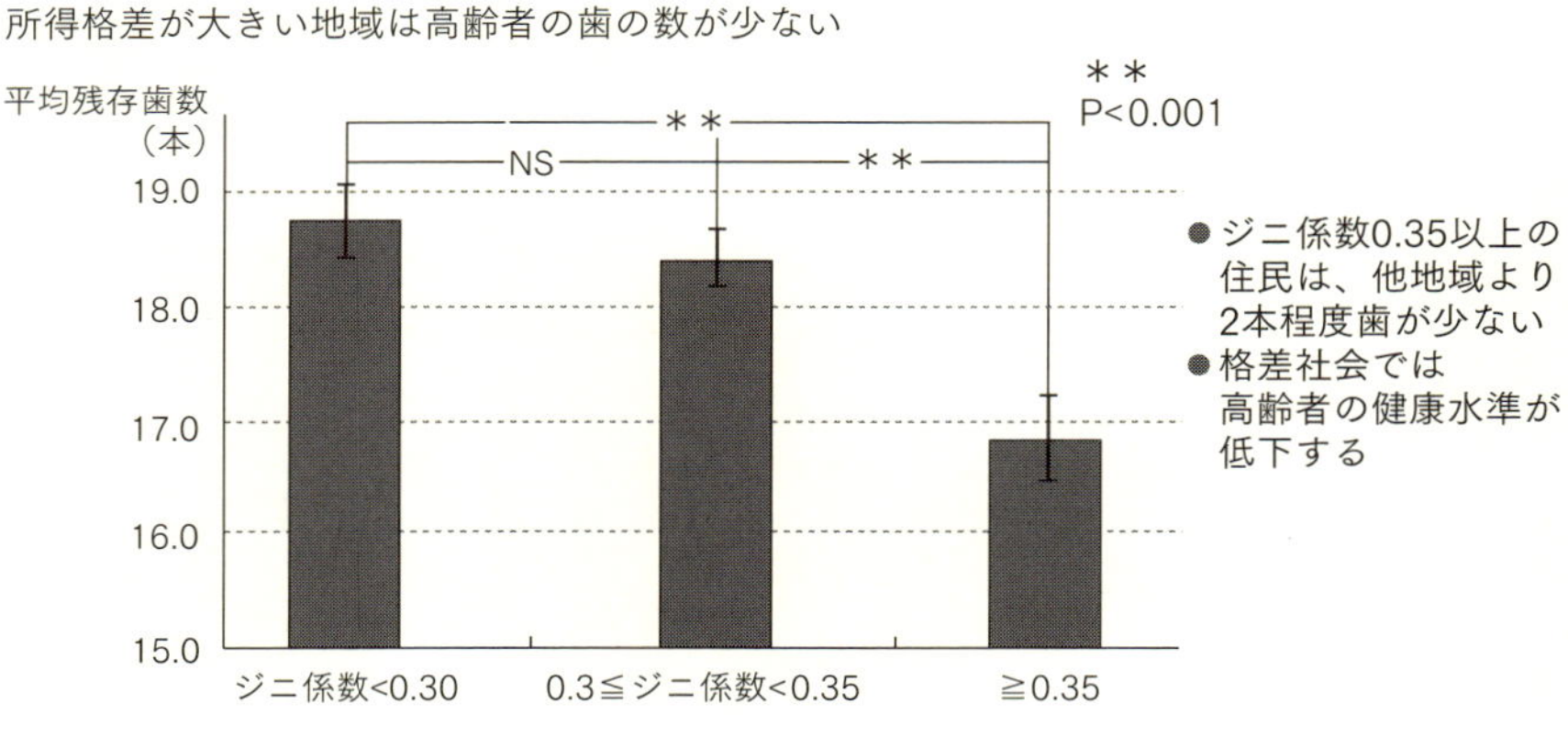

図 13　格差社会と高齢者の歯

(田代敦志他：高齢者における所得格差と残存歯数の関連：JAGES2013新潟市データ、日本公衆衛生雑誌64(4)：190-196、2017)

あります。

格差社会では高齢者の健康水準が低下します。地域全体の所得が低いところでは、富裕層であってもそうなりやすいとも言われています。

経済面だけでなく、歯周病などでは職業間でもこうした格差が出てきています。専門職や管理職に比べてサービス業や運転手の人たちは、歯周病の罹患率やその悪化の割合が高いと言われています(図14)[8]。

また最近の研究によると、東日本大震災で、震災の被害によって歯を失うリスクが8％増加したといいます。特に経済的な状況が悪化した人は歯をたくさんなくしている、という結果です（図14)。家屋が全壊した人も、歯をなくした人の割合が高く、こうしたストレスあるいは経済的な問題は、歯の喪失リスクを増加させる、ということがわかってきています。

親の学歴で乳幼児のむし歯の多少が決まる、という研究もあります（図14)。教育歴の高低を高校教育までと大学教育で区別している点には少し抵抗を感じますが、それぞれの子どものむし歯の治療経験を3年ほど追跡しています(図15)。

すると、最初はそれほど差がなかったものが、両親とも高い教育歴の人の子に比べて、両親ともに低い教育歴の人の子はむし歯が多くなり、その格差が次第に広がっているという結果です。この研究は、所得や学歴が低いほどむし歯の罹患が多いという健康格差が存在し、それは子どもの成長に伴って拡大することを初めて明らかにした研究です。健康格差は保険医療の地域差よりも、知識を行動に移せるだけの時間的・経済的な生活の余裕の差から生まれる部分が大きい、という非常に大事な指摘です。

震災被害で歯を失うリスクが8％増加
震災被害が大きかった人たちで、歯を失う割合が高い

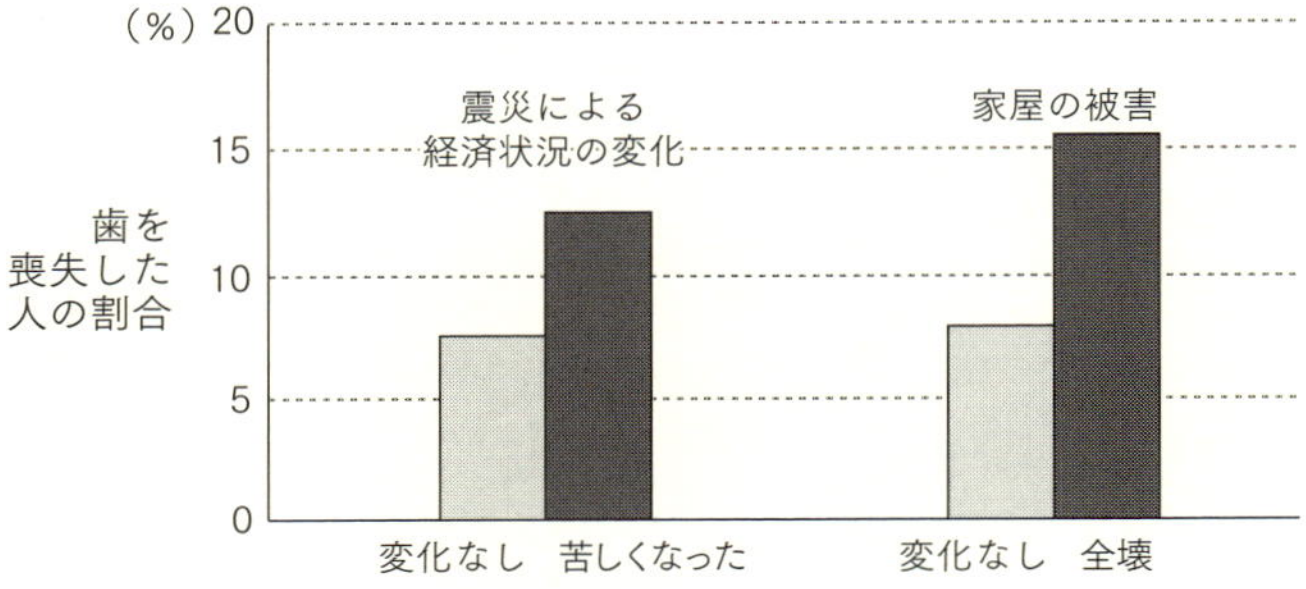

●経済悪化は状況の悪化→歯の喪失リスク8.1％増
●家屋の被害→歯の喪失リスク1.7％増

図 14　震災被害と歯の喪失リスク
（相田潤：2017.5.4、American Journal of Epideminlogy）

乳幼児のむし歯：親の学歴で格差

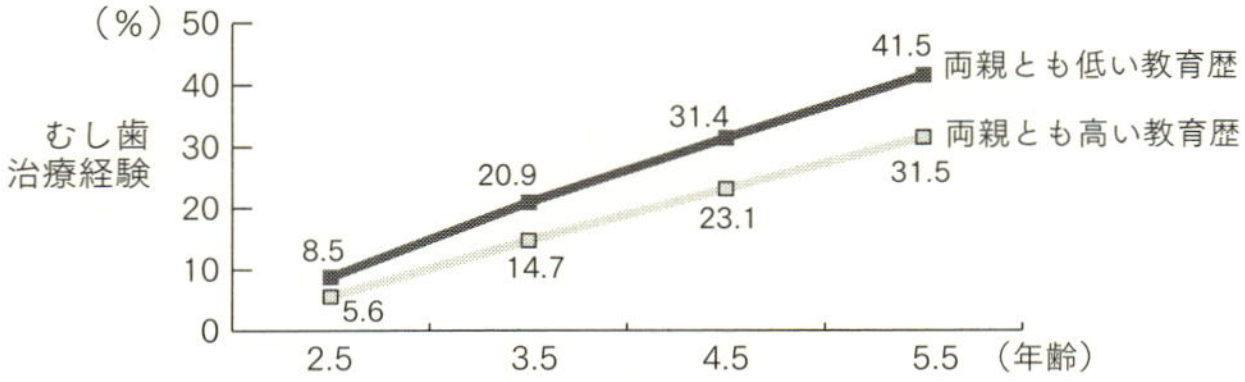

むし歯治療を過去1年間に受けた子の割合

	年齢			
教育歴	2歳6か月	3歳6か月	4歳6か月	5歳6か月
両親とも低い	8.5	20.9	31.4	41.5
母親が高く、父親が低い	6.8	19.2	28.1	38.9
母親が低く、父親が高い	7.3	17.8	26.5	35.5
両親とも高い	5.6	14.7	23.1	31.5

図 15　親の学歴と乳幼児のむし歯
（相田潤：2017.4.2、Community Dent Oral Epidemiol）

その上で幼児健診や、幼稚園、保育園、学校での対策が格差の縮小に有効ではないか、と相田潤先生は提言しています。

つまり、時間的・経済的な生活の余裕のなさを解決しない限り、この格差は解消されないのではないでしょうか。「歯を一生懸命磨きなさい」と教えても、それだけで解決されるものではないだろう、ということです。

(6)格差を捉える視座

このように格差を考えていくと、日本は本当に豊かな社会になったのかどうか、さらにこれから10年、20年と先を見通したときに本当に豊かなままでいられるのかどうか、いまのままではなかなか難しい、と私は思います。

平均寿命は伸び、病気の罹患率も減少しました。医学・医療によっていまは見られなくなった病気もあります。それでも、寿命や病気の発症に格差が存在する、あるいはその格差が拡大するという事実は、歴然と存在しています。それは個人だけでなくて地域単位でも存在します。

このような状況を、自己責任といった個人の努力で解消できるのでしょうか。これまで挙げてきたような健康格差をどう捉えるのか。健康だけにとどまらない、社会的背景から複雑に絡み合う要因をつきとめ、それを一つずつ丹念に解決していかないと、健康格差は解消できないでしょう。

3歳児のう蝕（むし歯）の地域格差（図16）は、それを裏づけるかのようです。地域によって有病者率の差が大きいことがわかります。それがなぜかを考えていかなければならないと思います。なぜこの地域にむし歯が少なくて、この地域には多いのか――。たとえば沖縄は貧困率が日本で一番大きいと言われていますが、そうしたところにむし歯が多いという事実をどう考察するのか。単に、歯科医師の多寡や歯磨きだけの問題にとどまらないことがわかると思います。

加えて、地域の所得水準とむし歯の有病者率との関連をみた研究（図17）では、高所得の地域にはむし歯が少なくて、低所得の地域にはむし歯が多いという社会的な勾配が階段状にあると指摘しています。つまり、自分の収入は多少あったとしても、その地域全体が低収入だと、他地域との格差がより顕著になるということも分かっています。

(7)社会的要因へのアプローチ

低所得者群が高所得者群よりも寿命が短くて病気の頻度が高い、ということはわかっていま

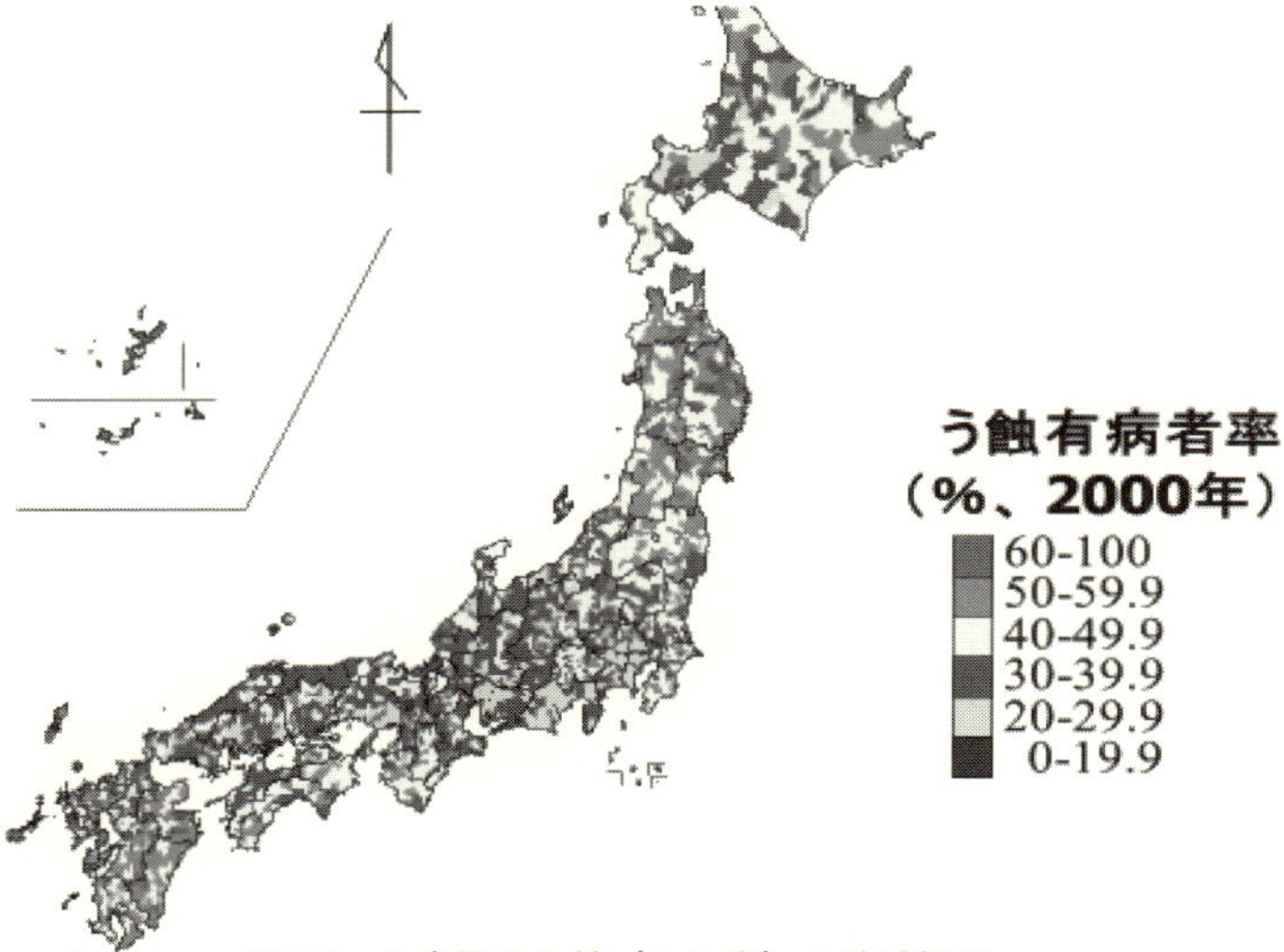

図16　3歳児のう蝕（むし歯）の地域格差
（相田潤他：口腔衛生学会雑誌、2004.54.566-576　Aida J, Ando Y, Oosaka M, Nimi K, Morita M : *Community Dent Oral Epidemiol* 2008,36(2):149-156）

す。健康の格差が社会的要因と関連することも、ここまで見てきました。つまり私たちは、病気そのものへのアプローチとともに社会的なアプローチが必要だ、ということになります。歯を磨いていればむし歯にならない、などという単純なものではなく、むし歯や歯周病の予防のために、子どもたちが毎食後に歯を磨き、夜はさらに親の手で仕上げ磨きができるという余裕をもった生活環境を、私たちはつくれるのか、という話なのです。

これまで、医学界は疾病の減少を追い求めてきました。わが国では高度経済成長とともに国全体の平均値としての健康度を好転させてきましたが、新自由主義によって顕著になった経済格差から生み出された、健康格差という現象を置き去りにしてきました。これからは、この格差の減少という課題に取り組んでいかなければいけません。

たとえば、地域の所得が１００万円増えると、歯が1本もない人が減るという研究があります[9]。だから、

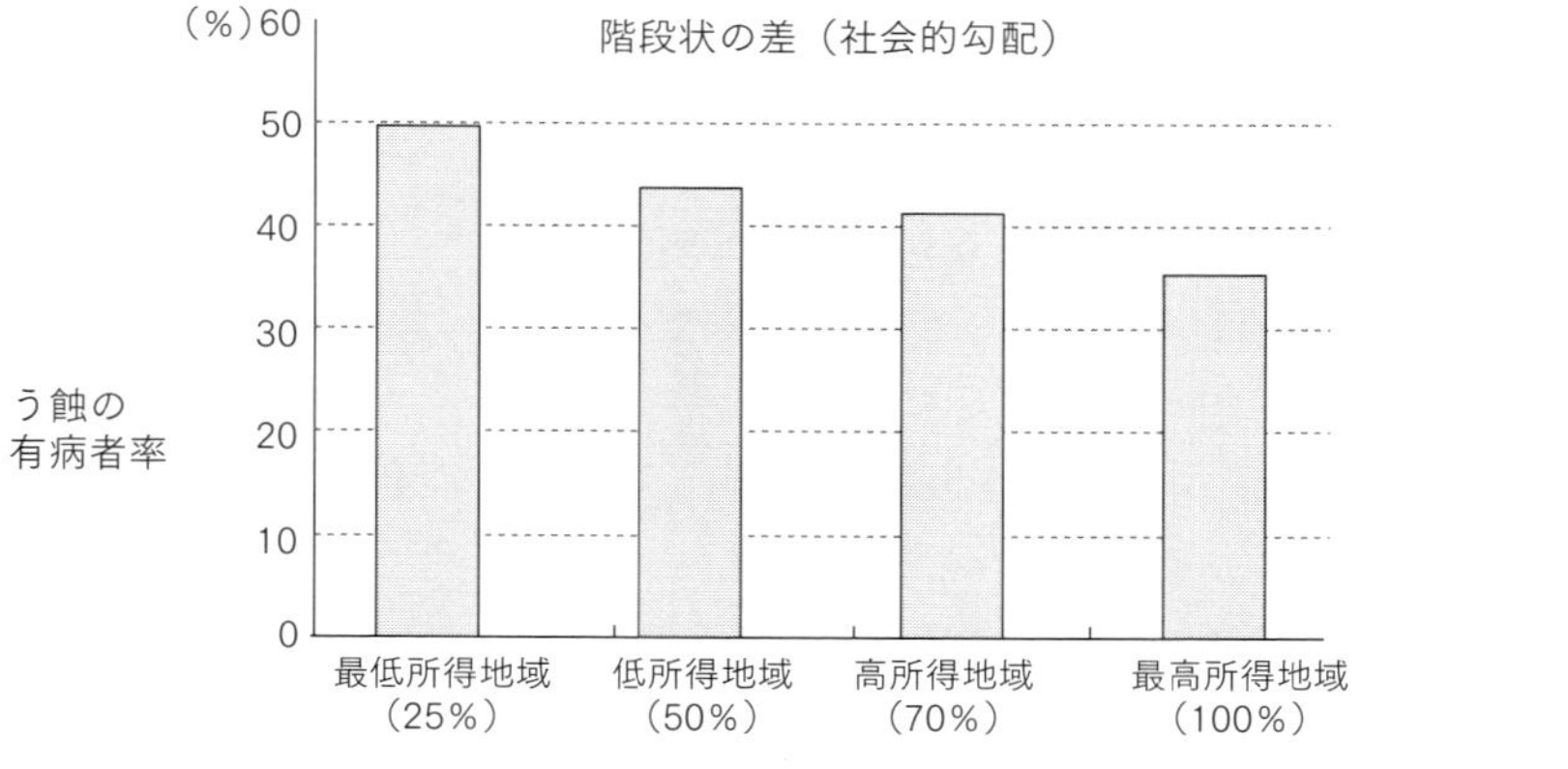

図 17　地域の所得水準とう蝕（むし歯）の有病者率
（Aida J, Ando Y, et al. An ecological study on the association of public dental health activities and sociodemographic characteristics with caries prevalence in Japanese 3-year-old children. Caries Res. 2006；40：466-72.）

地域全体の所得を上げることが解決につながる方策かもしれません。

世界医師会長のマイケル・マーモット氏は、2016年の東京での講演で次のように述べています。「貧しい国々の人々の収入が上がると平均寿命も上がるが、一定水準――1万2000ドル程度――以上は差がなくなる」、一定水準以上になって、「経済成長しても必ずしも健康を約束しない」。健康格差は社会の不平等性を表している、と指摘しています。「健康格差を是正する方法は明らか。そしてれだけ社会保障に国の予算を使うかだ」――国が富んでも格差はなくならない、社会保障にシフトした政策の実現、ここに尽きるということです。

いまの日本の政治のあり方は、社会保障を削る一方です。医療費亡国論に代表されるように、社会保障が国を亡ぼすとばかりに医療や年金を悪者にしています。このような政策で国民の健康や老後の暮らしが守れるのかどうか、医療関係者も真剣に考えていかねばならない問題です。

医師であるマーモット会長は次のような介入方法を述べています。
①子どもたちに最良のスタートを切らせる
②教育を提供する
③公平な雇用を提供する
④生活水準を保持する
⑤健康で持続可能な地域社会をつくる
⑥疾病予防を強化する
必要なのは、こうした当たり前のことなのかもしれません。

5）公益社団法人長寿科学振興財団発行機関誌、Aging ＆ Health No.80. ２０１７
6）厚生労働省　時期国民健康づくり運動プラン策定専門委員会：健康日本21（第２次）の推進に関する参考資料、２０１２
7）『歯科酷書　第２弾　格差と貧困が生み出した口腔崩壊　無料低額診療事業事例集』全国民主医療機関連合会歯科部編、２０１６
8）Is there an Occupational Status Gradient in the Development of Periodontal Disease in Japanese Workers?: A 5-year Prospective Cohort Study Journal of Epidemiology 2016 Koichiro Irie, et.al.
9）Ito K, et al: Individual- and community-level social gradients of edentulousness. BMC oral health 15 (1): 34, 2015.

3 口腔崩壊への対応

(1)個別対応と地域アプローチ

むし歯の数が多くて根だけしか残っていない噛むことが困難な口——口腔崩壊の人たちにどう対応したらいいのでしょうか。

もちろん個人へのアプローチ、個別対応は必要です。同時に、地域性を考慮する必要があります。同じ神戸市内であっても地域格差が存在します。私が30年間勤務している長田区は、神戸市内でも高齢化率が高く経済的にも活性度の低い地域です。そして、常に市内ワースト1位、2位を争うほどに子どものむし歯が多いところでもあります。このような地域に対して、社会的背景を考えずに「磨け磨け」という啓発活動を実施しても実際にむし歯が減るでしょうか。保護者は仕事が忙しくてむし歯予防の指導を受けに来ることができないでしょうから、やはり義務教育である学校で、あるいは家庭訪問をしたときに、子どもと保護者を含めた健康指導や、そこに学校歯科医が絡んで対策を考えていく個別的なアプローチが、まず考えられます。

それとともに、対象の子どもだけでなく、たとえば学校単位などその子を含む広い範囲での集団的な対応として、歯の質を強くするフッ素洗口などを取り入れる、学校での健康教育を頻繁に行う、などが考えられます。私たちが実施した2016年学校歯科の調査でも、歯科保健指導に関する取り組みが一切されていない学校が小・中・高校合わせて16・8%あり、意識の低さがうかがわれました。

さらに、もう少し範囲を広げた、たとえば地域包括ケアシステム単位である中学校区程度の地域レベルでの対応、などの教育的取り組みが考えられます。そこでは、それぞれの地域の特性を理解したアプローチが必要になります。

(2)社会的対応

社会的要因に関するむし歯の論文を読んでもあまり触れられていないのが、社会保障政策への具体的な対策です。まず必要なのは、噛める口づくりに欠かせない職種であり、歯科臨床で大きな力を発揮する歯科衛生士・歯科技工士の確保です。そのためには、健全な医院経営のための診療報酬の増額が必要です。

一般の人たちは「また、歯医者が儲けようとしている」と思われるかもしれませんが、昔のように裕福な歯科医師はいま、ほとんどいません。若い歯科医師の中には「ワーキングプア」と言われるような人もいます。それは、長く続く

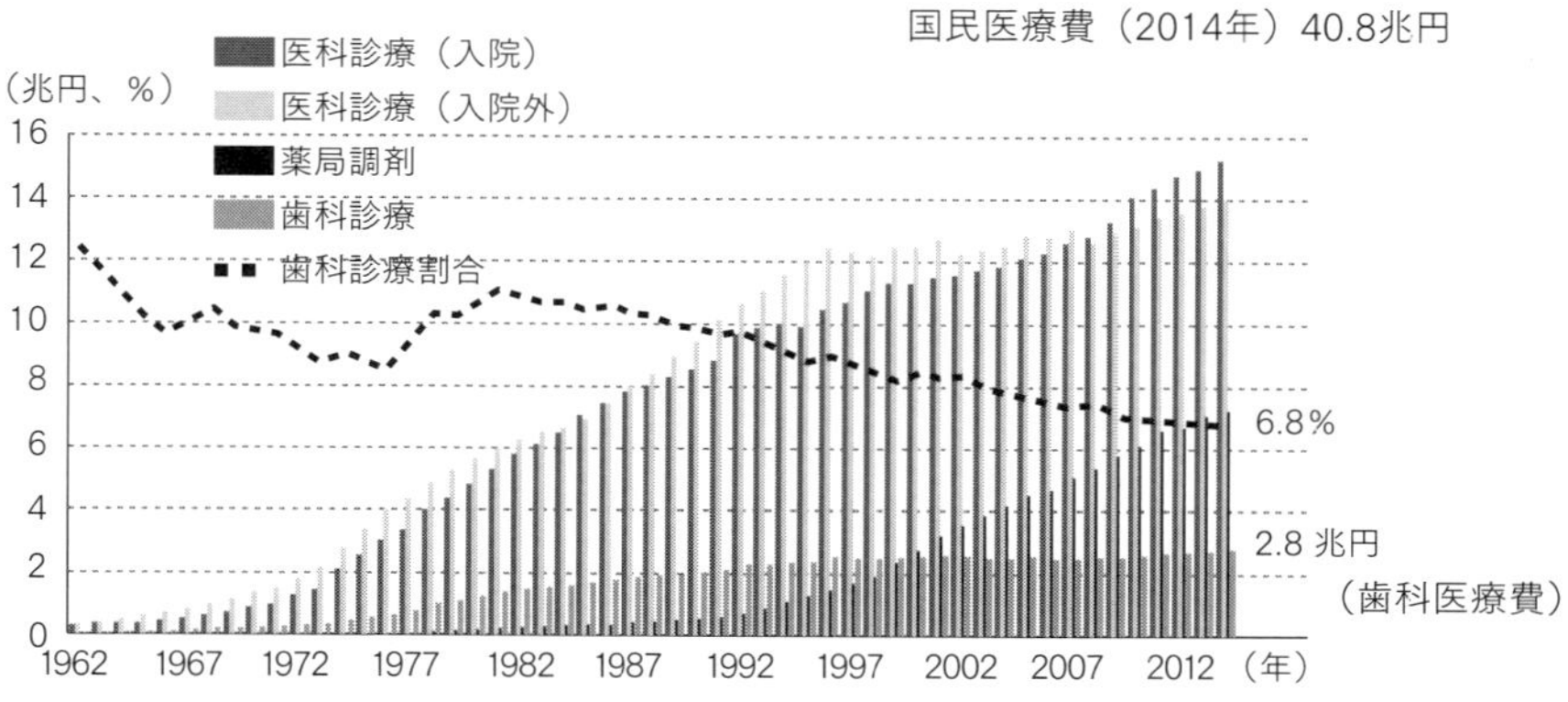

図 18　診療種類別の国民医療費の推移
（診療種類別の国民医療費の推移、歯科医療の変化－かかりつけ歯科医は何をすべきか?、ニッセイ基礎研究所、http://www.nli-research.co.jp/report/detail/id=54533&pno=4?site=nli）

低医療費政策は小泉政権以後さらに顕著になり、とくに歯科医療費は20年以上もの間据え置かれたままになっているからです(図18)。一部の歯科医師は自費(保険外)診療に活路を見出そうとしましたが、これも長引く不況のためそれほどおいしい目を見ることはできません。医院経営のためには人件費やいれ歯の作成にかかる技工料などを抑えなければならず、結果的に歯科衛生士や歯科技工士にしわ寄せがきています。

病気の対策は治療だけでなく予防が重要ですが、歯科の予防を専門にする歯科衛生士の身分を給与の面でも保障することができないのです。健全な医院経営ができないと、結果的に国民に対して保険で良い歯科医療が提供できないことにつながります。よってここは、大幅な診療報酬の増額を実現させることが前提になります。

ただ、診療報酬の増額だけでは国民の支持は得られません。窓口負担金がいまのまま3割ということであれば、支払いが増えるのは困るという人が多くなり、受診意欲が低下してしまいます。受診へのアクセスを遮断しないために、窓口負担の軽減、できれば支払いの無料化を併せて実現していく必要があります。「財源もないのにそんなことができるはずがない」という声も聞きますが、医療費の無料化は実現可能です。そのことについての議論は別の機会に譲りますが、超高齢社会において私達が安心して老いるためには、適正な診療報酬の確保と国民の負担軽減という社会保障の充実は非常に重要な政策であると思います。

それが実現するまでは、自治体などによる医療費助成制度を拡大・充実させる必要があります。そして政府には、貧富の差を拡大させないような経済政策を取ってもらいたいと思います。

安倍政権の言う働き方改革にしても、とても実効性があるとは思えません。子どもが病気になっても共働きや一人親の場合、医院に連れて行ける時間が確保できません。貧困対策も含めた実効性のある働き方改革が必要です。政府は、介護離職をゼロにすると言いながら、一方で、介護報酬の削減を実行しヘルパーの確保もままならない事業者が続出しており、利用者には逆に負担増を強いるような政策をとるなど、矛盾した政策を実施しています。

(3)子どもの貧困対策

貧困による予防接種率の低さはいつも問題になり、将来の医療費高騰を招く可能性が指摘されています。これに対して、子どもの予防接種をきちんと実施すれば、その子が大きくなったときに医療費を使わなくて済むので、結果的に安くつく、という提言があります[10)]。あるいは、高校中退の18歳の人に生活保護を受けさせて、その間に職業訓練の投資をすると、20歳から60歳までの間に4500万円から5100万円の税金や社会保険料の納付がなされる、という試算もあります[11)]。こうした回収の見込める投資は、一部の少数が対象であっても必要な政策提言であると思います。

口腔崩壊を含む健康格差は、いろいろな要因によって起こっています。経済的な問題だけではなく、生まれてから現在に至るまでの蓄積された要因がたくさん絡んでいます。ただ、貧困は他の要因のかくれた背景にもなっているという点で非常に大きな問題です。

歯科受診を控える原因として、窓口負担をなくしても受診率が大きく上昇しないことから、貧困は大きな要因ではないという声があります。また、口腔崩壊の子どもの家庭背景では、ひとり親、共働き、理解不足、ネグレクトなど様々な環境が指摘されています。しかし、これから見えてくるのは、やはり、貧困との関連です。ひとり親家庭の多くは相対的貧困家庭であり、時間がないという理由も、低収入であるため長時間労働やダブルワークを強いられる結果であることも少なくありません。親の理解不足やＤＶも貧困と切り離すことはできません。職業による健康格差もここに帰結します。貧困を自己責任として切り捨てる寛容性のない社会は危険です。

憲法25条に保障された国民の生存権、健康権の保障としての健康格差の解消を、私たち医療者も含め、行政はしっかりと実行していくべきです。少なくとも、最終的に自己責任論に転嫁され、公的な支援がないまま自助努力が美化され、教育や健康の平等が失われていくことがないように私達は監視し、要求を実現させていくことが必要です。

10) 阿部彩『子どもの貧困――日本の不公平を考える』岩波新書、２００８年

11) 阿部彩『子どもの貧困Ⅱ――解決策を考える』岩波新書、２０１４年

むし歯の放置・口腔崩壊をなくすための10の提案

①すみやかに全国調査を

今回の調査で、小・中・高校・特別支援学校の児童・生徒が、学校歯科健診で「要受診」と診断されても、その多くが治療を受けていない実態や、兵庫県で約1800人、全国で約4万人程度と推定される「口腔崩壊」の子どもの存在が明らかになりました。また、兵庫県にとどまらず、全国的に共通する問題であることも、大阪府をはじめ他府県の保険医協会等の調査から明らかになりました。

したがってまず、全国的な調査が求められます。子どもの貧困をなくす運動の一環として、子どものむし歯問題にも焦点を当てる必要があると考えます。

厚生労働省が昭和32年から実施している「歯科疾患実態調査」の第11回調査が平成28年に実施されています。しかしその「結果の概要」には、子どものむし歯に関して「過去の調査と比較し、減少傾向を示している」とあるだけで、「口腔崩壊」に関連した記述は見られません。

国には、平成28年調査の再分析などから緊急に事態の把握に努めること、実態を無視することなく対策に努めることを求めます。

②自治体のもつデータで調査と対策を

兵庫県教育委員会は「検診後の追跡調査はしておらず、『受診を促すまでが義務で、後は保護者の責任』」（「毎日新聞」2017年5月19日付）との態度です。私たちは今回の調査結果を踏まえ、未受診や口腔崩壊の実態調査と有効な対策を求めます。すでに蓄積された検診データがあるのですから、難しいことではないと考えます。

③むし歯放置・口腔崩壊を「自己責任」にしないこと

一般的に「自己責任」とされやすいむし歯放置ですが、そもそも子どものむし歯は生活習慣病としての側面が大きく、親の経済力や教育歴によって影響を受けやすいものです。

東北大学歯学部の相田潤准教授のグループは、厚生労働省が実施している「21世紀出生児縦断調査」の追跡データを分析し、親の教育歴による未就学児のむし歯治療経験の推移を調査しています。親の教育歴が低い家庭の子どもは、教育歴の高い家庭の子どもより有意にむし歯の罹患状況が高いことを、2017（平成29）年4月に発表しました。それによると、2歳6か月時と5歳6か月時のそれぞれのむし歯治療経験の割合が、低学歴層で8・5%から41・5%に増加したのに対し、高学歴層では5・6%から31・5%への増加にとどまったということです。家庭の教育歴により口腔の健康格差が拡大傾向にある、としています（124ページ図15参照）。

貧困・格差が社会的背景としてあり、「自己責任」だけではむし歯放置・口腔崩壊の問題は解決されないと考えます。格差の是正が必要です。

④高校生(永久歯のむし歯の放置、口腔崩壊者の多さ)対策は急務

今回の調査で驚いたのは、高校生のむし歯放置と口腔崩壊者の多さです。「要受診」の生徒が31・1%いるなかで、実に84・3%が「未受診」でした。全体では26・1%、4人に1人以上がむし歯を放置している計算です。小・中学生と違い、すべてが永久歯と考えられるだけに深刻です。

口腔崩壊者が「いた」と答える学校も47・2%、人数の割合も0・44%と、小・中学校の1・5倍ほどです。若年時の口腔崩壊はやがて歯の喪失につながり、成人期や高齢期になっての全身疾患・転倒・認知症などの誘因になることは容易に予想されます。

NHKスペシャル「子どもに広がる見えない貧困」報道で、千葉県内の16校が生徒のアルバイトの実態について行ったアンケート調査では、アルバイトをしている人のうち、週4日以上働いている人は半数近く、平日4時間以上働いている人も半数近くにおよんでいます。その目的は「生活費のため」が51%にのぼり、「進学費用のため」も18%でした。さらに進学費用について、親が全てを払えず、アルバイト代や奨学金で賄うという回答が半数を超えました。

塾やクラブ活動に加えて、貧困層では、アルバイトで時間がない、窓口負担が高くて治療にかかれない、などの状況が推測されます。

⑤高校生まで医療費の無料化を

兵庫県では現在、何らかの形で「中学3年まで通院・入院とも無料」を実現した自治体が、41市町のうち35市町（約85％）に広がりました。窓口負担の無料化は、「経済的困難」による受診抑制をなくすための最重要施策です。

高校卒業まで通院窓口負担を無料にしているのは、兵庫県では小野市だけです。今回調査での、高校生の未受診率の高さや口腔崩壊者の多さを考えると、少なくとも高校卒業までの無料化の拡充が必要です。

現在、子ども医療費無料化制度は市町の独自施策のため、居住地によって大きな差が生じています。公的な制度として国民が等しく受けることのできる制度にすべきです。

また、無料化制度や減免制度の実施にあたっては制度の利用方法などの説明をていねいに行うなど、保護者の不安をなくす努力が望まれます。

⑥子どもの歯科受診に有給の休みを保障すべき

口腔崩壊児の家庭状況として最も多いのが「ひとり親」です。「共働き」を含めると口腔崩壊児の家庭状況として全体の50・8％になります。親が子どもを歯科受診に連れていくことへの時間的制約があることがうかがえます。

「働き方改革」が叫ばれるなか、子どもの病気や歯科受診の必要があるときに、きちんと有給の休みが取れるよう「改革」で保障すべきです。

⑦いつでも、どこでも、誰でも安心して歯科治療を受けられる体制を

前項で述べたように、ひとり親世帯などでは、子どもを歯科治療に連れていくための時間的余裕がないことが「未受診」の大きな理由の一つになっています。口腔崩壊状態の子どもには、休日や夜間の対応も必要と考えられますが、都市部においても、その体制は十分ではありません。

また、各地の保険医協会の調査からは、未受診の原因として「歯科受診の地理的困難」（宮城、岩手）の指摘や、「山間地などでは歯科医療機関がないため通院できない」（長野）という声があがっています。遠隔地においても歯科受診の機会を保障するためも手立てを取る必要があります。

「いつでも、どこでも、誰でも、必要な医療を」という、国民皆保険制度の理念の実現に向けて、国の責任を果たすよう求めます。

⑧口腔崩壊児には一人ひとりに個別の対策を

ひとくちに〝口腔崩壊児〟といっても、その口腔内の状態や置かれている家庭環境は千差万別です。調査では、虚弱、不登校など複合的な困難を抱えている記述も多く見られました。

歯科受診だけでなく、一人ひとりの状況に応じて、全身の健康状態や学力問題もあわせた専門的アプローチが必要でしょう。

⑨学校の先生方や学校歯科医との連携で、検診だけに終わらせない取り組みを

学校での保健指導では「歯磨き」が62％でしたが、日常的に行われているかどうかは不明です。保健指導を「していない」とする回答も16・8％あり、取り組みが求められます。年に数回の歯科医師や歯科衛生士による保健指導を希望する声も寄せられています。歯科健診から歯科受診にいたる働きかけや歯の健康教育など、検診だけに終わらせない現場での取り組みが重要です。

⑩貧困・格差解消に向けた社会保障の拡充を

口腔の健康格差の解消には医療や教育現場での努力とともに、根本的には、所得の再配分機能を強化し、子どもの貧困率を低下させることが欠かせません。そのための社会保障の拡充が必要です。福祉、生活保護などとともに、医療に対する予算の拡充を求めます。歯科においては、窓口負担の引き下げ、保険のきく範囲の拡大、国の歯科予算の増額を求めます。

学校歯科治療調査票

行政区（　　　　　）市・区・町　　　　　　　　　　記入日　　　年　　月　　日

1、今年度（2016 年度）の学校歯科検診で「検診を受けた児童・生徒数」と、そのうちで「受診が必要と診断された児童数」、「要受診と診断され歯科医院を受診した児童・生徒数」を教えてください。

学校歯科検診を受けた児童・生徒数	要受診と診断された児童・生徒数	歯科を受診した児童・生徒数
人	人	人

2、今年度（2016 年）の学校歯科検診で、口腔内が崩壊状態（一人で、むし歯が10 本以上ある、歯の根しか残っていないような未処置歯が何本もあるなど、咀嚼が困難な状態）と見られる児童・生徒がいましたか？いる場合は、人数もご記入ください。

□いた　（　　　）人　　　　　　□いなかった

※「いた」場合は、口腔内の状況や学校での様子を具体的にお書きください。

（　　　　　　　　　　　　　　　　）

3、口腔崩壊の児童・生徒が「いる」場合、その児童・生徒の家庭状況などについて、可能な範囲でお答えください。（複数回答可）

□経済的困難（低所得・生保・就援など）　□ひとり親家庭　□共働き
□保護者によるＤＶ　□保護者が子どもに無関心　□保護者の心身が不安定
□保護者の子の健康への理解不足　□障がいがある児童・生徒　□外国人（保護者）
□その他（　　　　　　　　　　　　　　　　）

4、学校で実施している歯科保健指導についてお答えください（複数回答可）。

□歯みがき　□食生活　□フッ化物の応用　□その他（　　　　　　）　□していない

★　よろしければ、ご連絡先をご記入ください。（学校名は公表いたしません）

・住所・学校名等

（　　　　　　　　　　　　　　　　）

資料　学校歯科治療調査報告書

認知症関連　好評既刊本

本体価格表示

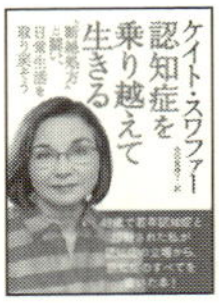

認知症を乗り越えて生きる “断絶処方”と闘い日常生活を取り戻そう

ケイト・スワファー／著　寺田真理子／訳

●49歳で若年認知症と診断された私が、認知症のすべてを書いた本！

医療者や社会からの“断絶処方”でなく、診療後すぐのリハビリと積極的な障害支援で今まで通りの日常生活を送れるように！　不治の病とあきらめることなく闘い続け、前向きに生きることが、認知症の進行を遅らせ、知的能力、機能を維持できる！　2200円

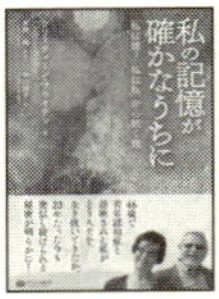

私の記憶が確かなうちに 「私は誰？」「私は私」から続く旅

クリスティーン・ブライデン／著　水野裕／監訳　中川経子／訳

●46歳で若年認知症と診断された私が、どう人生を、生き抜いてきたか

22年たった今も発信し続けられる秘密が明らかに！　世界のトップランナーとして、認知症医療やケアを変革してきたクリスティーン。認知症に闘いを挑むこと、認知症とともに元気で、明るく、幸せに生き抜くことを語り続ける…。　2000円

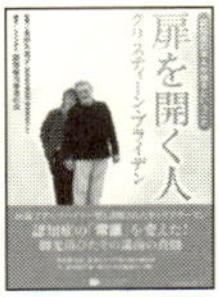

認知症の本人が語るということ

扉を開く人　クリスティーン・ブライデン

永田久美子／監修　NPO法人認知症当事者の会／編著

クリスティーンと認知症当事者を豊かに深く学べるガイドブック。認知症の常識を変え、多くの人に感銘を与えたクリスティーン。続く当事者発信と医療・ケアのチャレンジが始まった……。そして、彼女自身が語る今、そして未来へのメッセージ！　2000円

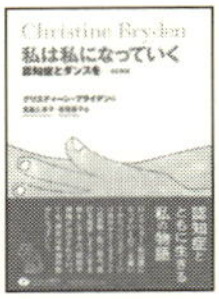

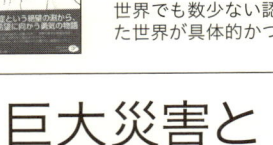

私は私になっていく 認知症とダンスを〈改訂新版〉

2刷

クリスティーン・ブライデン／著　馬籠久美子・桧垣陽子／訳

ロングセラー『私は誰になっていくの？』を書いてから、クリスティーンは自分がなくなることへの恐怖と取り組み、自己を発見しようとする旅をしてきた。認知や感情がはがされていっても、彼女は本当の自分になっていく。

2000円

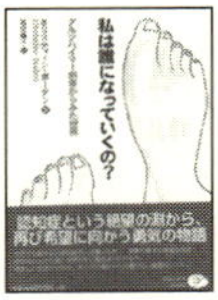

私は誰になっていくの？ アルツハイマー病者から見た世界

21刷

クリスティーン・ボーデン／著　桧垣陽子／訳

認知症という絶望の淵から再び希望に向かって歩み出す感動の物語！

世界でも数少ない認知症の人が書いた感情的、身体的、精神的な旅―認知症の人から見た世界が具体的かつ鮮明にわかる。　2000円

震災復興・原発震災提言シリーズ7

巨大災害と医療・社会保障を考える

阪神・淡路大震災、東日本大震災、津波、原発震災の経験から

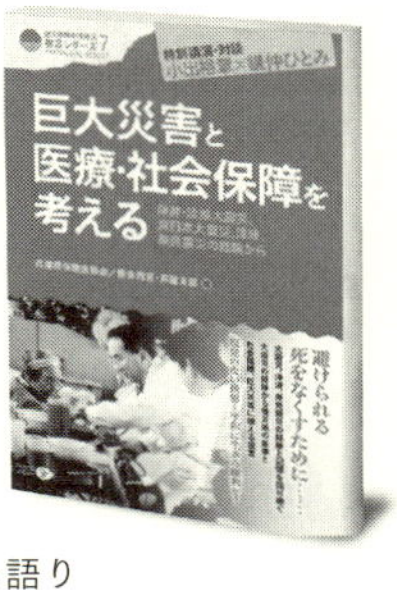

兵庫県保険医協会／協会西宮・芦屋支部［編］

原発のない世界＝平和に生きる権利を！

避けられる死をなくすために……大震災、津波、原発震災の経験と記憶を語り継ぐ。大震災の経験から、被災地の医療と社会保障、巨大災害に備える提言。　フルカラー1800円

http://www.creates-k.co.jp/

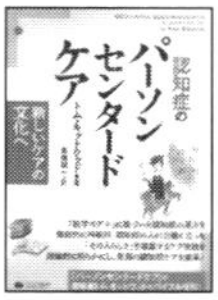

認知症のパーソンセンタードケア　新しいケアの文化へ

トム・キットウッド／著　高橋誠一／訳

●「パーソンセンタードケア」の提唱者 トム・キッドウッドのバイブル復刊！　認知症の見方を徹底的に再検討し、「その人らしさ」を尊重するケア実践を理論的に明らかにし、世界の認知症ケアを変革！ 実践的であると同時に、認知症の人を全人的に見ることに基づき、質が高く可能な援助方法を示し、ケアの新しいビジョンを提示。　2600円

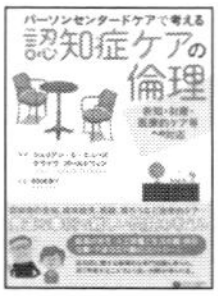

パーソンセンタードケアで考える 認知症ケアの倫理

告知・財産・医療的ケア等への対応

ジュリアン・C・ヒューズ／クライヴ・ボールドウィン／編著　寺田真理子／訳

認知症の告知・服薬の拒否・人工栄養と生活の質・徘徊などの不適切な行動…コントロールの難しい問題を豊富な事例から考える。日常のケアには、倫理的判断が必ず伴う。ケアを見直すことで生活の質が改善され、認知症のある人により良い対応ができる。　1800円

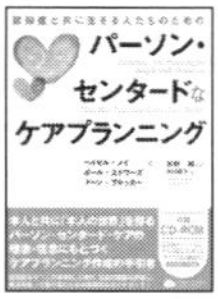

認知症と共に生きる人たちのための パーソン・センタードなケアプランニング

ヘイゼル・メイ、ポール・エドワーズ、ドーン・ブルッカー／著　水野 裕／監訳　中川経子／訳

認知症の人、一人ひとりの独自性に適した、質の高いパーソン・センタードなケアを提供するために、支援スタッフの支えとなるトレーニング・プログラムとケアプラン作成法！［付録CD］生活歴のシートなど、すぐに役立つ、使える「ケアプラン書式」　2600円

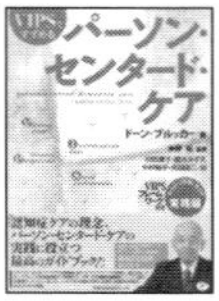

VIPSですすめる パーソン・センタード・ケア

あなたの現場に生かす実践編

3刷

ドーン・ブルッカー／著　水野 裕／監訳　村田康子、鈴木みずえ、中村裕子、内田達二／訳

「パーソン・センタード・ケア」の提唱者、故トム・キットウッドに師事し、彼亡き後、その実践を国際的にリードし続けた著者が、パーソン・センタード・ケアの４要素（VIPS）を掲げ、実践的な内容をわかりやすく解説。　2200円

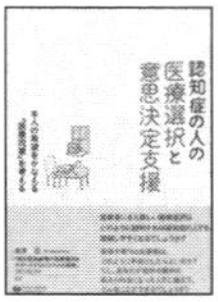

認知症の人の医療選択と意思決定支援

本人の希望をかなえる「医療同意」を考える

成本 迅・「認知症高齢者の医療選択をサポートするシステムの開発」プロジェクト／編著

医療者にさえ難しい医療選択。家族や周りの支援者は、どのように手助けしたらよいのか。もし、あなたが自分の意向を伝えられなくなったときに備えて、どんなことができるだろう。　2200円

食べることの意味を問い直す

物語としての摂食・嚥下

新田國夫・戸原玄・矢澤正人／編著　2刷

医科・歯科・多職種連携で「生涯安心して、おいしく、食べられる地域づくり」「摂食・嚥下ネットワーク」のすぐれた事例紹介！ 医科・歯科の臨床・研究のリーダーが、医療の急速な進歩と「人が老いて生きることの意味」を「摂食・嚥下のあゆみとこれから」「嚥下の謎解き―臨床と学問の間」をテーマに縦横無尽に語る！　2200円

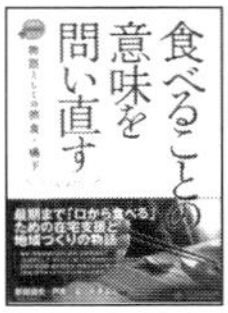

老いることの意味を問い直す

フレイルに立ち向かう

新田國夫／監修　飯島勝矢・戸原玄・矢澤正人／編著

65歳以上の高齢者を対象にした大規模調査研究「柏スタディー」の成果から導き出された、これまでの介護予防事業でになしえなかった画期的な「フレイル予防プログラム」＝市民サポーターがすすめる市民参加型「フレイルチェック」。「食・栄養」「運動」「社会参加」を三位一体ですすめる「フレイル予防を国民運動」にと呼びかける。　2200円

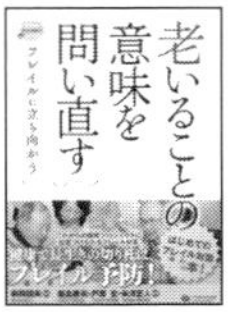

|編著| 兵庫県保険医協会（ひょうごけんほけんいきょうかい）
〒650-0024　神戸市中央区海岸通 1-2-31
神戸フコク生命海岸通ビル 5 階
TEL:078-393-1801　FAX:078-393-1802
http://www.hhk.jp/

口から見える貧困
健康格差の解消をめざして

2017 年 10 月 31 日　　初版発行

編　著　© 兵庫県保険医協会

発行者　田島 英二
発行所　株式会社 クリエイツかもがわ
〒601-8382　京都市南区吉祥院石原上川原町 21
電話 075(661)5741　FAX 075(693)6605
ホームページ http://www.creates-k.co.jp
メール info@creates-k.co.jp
郵便振替　00990-7-150584

印刷所　モリモト印刷株式会社

ISBN978-4-86342-222-3 C0036　　printed in japan

2017 年 5 月 18 日

兵庫県保険医協会

2016 年学校歯科治療調査報告書

兵庫県保険医協会　歯科部会
〒650-0024　神戸市中央区海岸通 1-2-31
神戸フコク生命海岸通ビル5階
TEL078-393-1809　FAX078-393-1820

【目的】

2016 年度に兵庫県内の小・中・高校、特別支援学校で学校歯科検診を受け、要受診の診断を受けた子どもの受診動向や、口腔崩壊（むし歯が 10 本以上ある、歯の根しか残っていないような未処置歯が何本もあるなど、咀嚼が困難な状態）の実態、口腔崩壊を起こしている子どもの家庭状況、学校での歯科保健指導の現状などをつかむ目的で実施した。

【対象】

兵庫県内の小・中・高校、特別支援学校 1409 校。

【方法】

アンケート用紙（Ａ４版１枚）を郵送で送付し、ＦＡＸまたは郵送で返信。

【期間】

2017 年３月１日～31 日の 31 日間

【送付数及び回答数・率】

回答数は 274 校（小学校 129 校、中学校 58 校、高校 72 校、特別支援学校 15 校）、回答率は 19. 4%。

	対象数	回答数	回答率		対象数	回収数	回答率
小学校	770	129	16.8%	公立小学校	759	127	16.7%
				私立小学校	11	2	18.2%
中学校	380	58	15.3%	公立中学校	344	50	14.5%
				私立中学校	36	8	22.2%
高校	209	72	34.4%	公立高校	157	58	36.9%
				私立高校	52	14	26.9%
特別支援学校	47	15	31.9%				
その他	3	0	0.0%	中等教育学校	2	0	0%
				義務教育学校	1	0	0%
全体の合計	**1409**	**274**	**19.5%**				

全体の状況

児童･生徒数と要受診率、未受診率

	検診受診数	要受診数	要受診率	受診数	未受診率
公立小学校	41616	13936	33.5%	7551	45.8%
公立中学校	17068	5252	30.8%	1875	64.3%
公立高校	37608	12298	32.7%	1786	85.5%
特別支援学校	1,223	506	41.4%	191	62.3%
公立学校計	**97515**	**31992**	**32.8%**	**11403**	**64.4%**
私立小学校	993	146	14.7%	96	34.2%
私立中学校	3118	589	18.9%	229	61.1%
私立高校	8789	2142	24.4%	481	77.5%
私立学校計	**12900**	**2877**	**22.3%**	**806**	**72%**
総計	**110415**	**34869**	**31.6%**	**12209**	**65%**

	検診受診数	要受診数	要受診率	受診数	未受診率
公立･私立小学校	42609	14082	33%	7647	45.7%
公立･私立中学校	20186	5841	28.9%	2104	64%
公立･私立高校	46397	14440	31.1%	2267	84.3%
特別支援学校	1223	506	41.4%	191	62.2%
総　計	110415	34869	31.6%	12209	65%

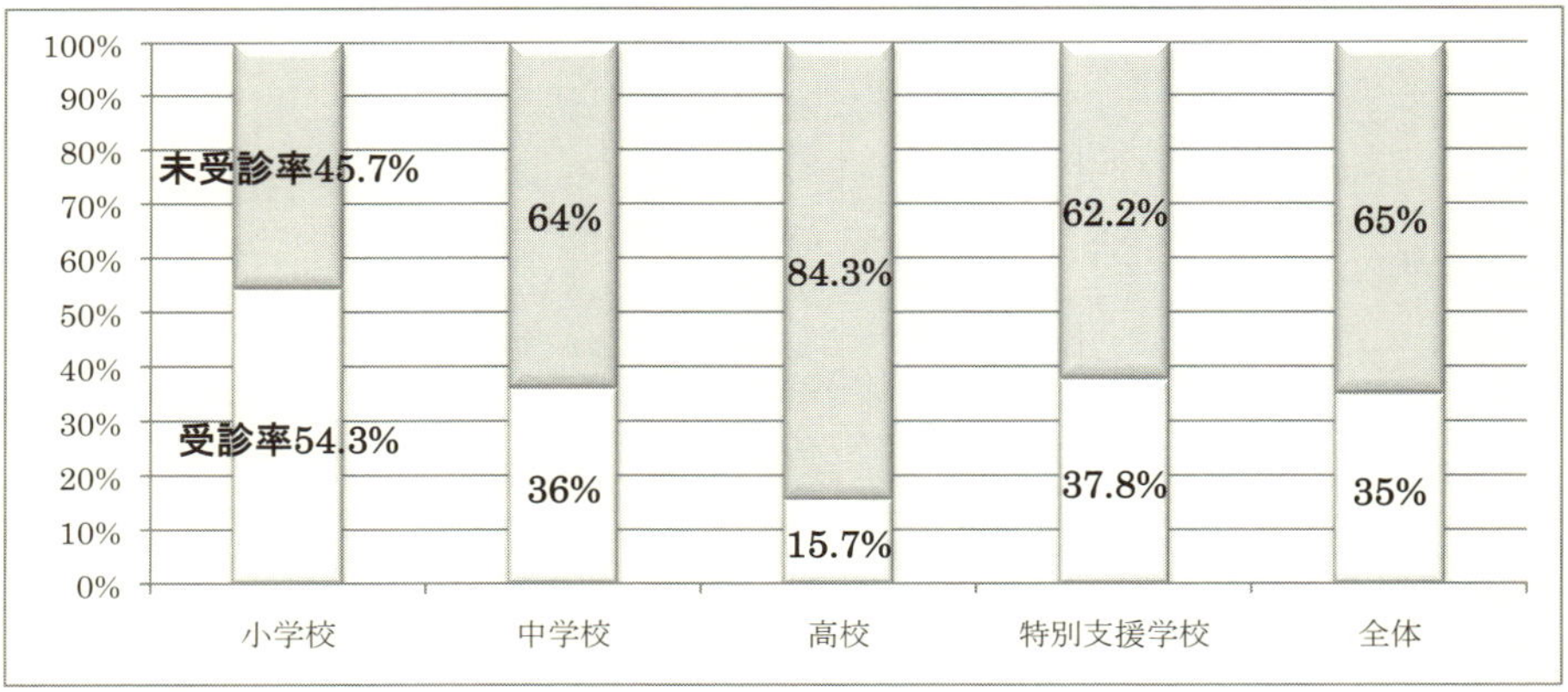

口腔崩壊の児童・生徒がいる学校数、児童・生徒数(274 校中)

	口腔崩壊の子どもがいる学校数	口腔崩壊の子どもがいる学校の割合	口腔崩壊の子ども数
公立小学校	45	35.4%	110
公立中学校	11	22%	17
公立高校	30	52.6%	192
特別支援学校	7	46.7%	13
公立学校計	**93**	**37.2%**	**332**
私立小学校	0	0%	0
私立中学校	0	0%	0
私立高校	4	28.6%	14
私立学校計	**4**	**7.7%**	**14**
総　計	**97**	**35.4%**	**346**

要受診でも未受診が 65%

県内の学校で 2016 年度に「学校歯科検診を受けた児童・生徒数」と、そのうち「要受診と診断された児童・生徒数」、要受診のうちで「歯科を受診した児童・生徒数」を尋ねた。

回答があった 274 校で、学校歯科検診を受けた生徒は 110,415 人。そのうち 31.6%にあたる 34,869 人が歯科医療機関の受診が必要と診断された。しかし、この中で歯科医療機関を受診したのは、わずか 35%の 12,209 人だった。未受診率は、実に 65%にのぼる。

学校別の特徴では、未受診率が小学校 45.7%、中学校 64%、高校 84.3%と学年が上がるごとに高くなる傾向があり、障害等がある子どもが通う特別支援学校では要受診率 41.4%、未受診率 62.2%といずれも高めになっている。

公立学校と私立学校を比較すると、要受診率は公立 32.7%に対し私立 22.3%と公立が 10 ポイント高いが、未受診率は公立 64.1%、私立 72%と逆転する。

口腔崩壊 35.4%「いた」

「2016 年度の学校歯科検診で、口腔内が崩壊状態（一人で、むし歯が 10 本以上ある、歯の根しか残っていないような未処置歯が何本もあるなど、咀嚼が困難な状態）と見られる児童・生徒がいましたか」との問いに 35. 4%の学校が「いた」と回答した。

口腔崩壊児童・生徒数は「いた」との回答があった 97 校で、あわせて 346 人にのぼった。

口腔崩壊の背景に厳しい家庭状況

「口腔崩壊の児童・生徒が『いる』場合、その児童・生徒の家庭状況などについて、可能な範囲でお答えください。（複数回答可）」と尋ねた。

特徴は「保護者の子の健康への理解不足」(33%)、「無関心」(15. 5%) とともに、「ひとり親家庭」(37. 1%)、「経済的困難（低所得・生保・就援など）」(32%)、「共働き」(23. 7%) など、厳しい家庭状況が伺える。

資料　学校歯科治療調査報告書

口腔崩壊の子どもたちの家庭状況(複数回答)

	小学校(45 校)		中学校(11 校)		高等学校(34 校)		特別支援学校(7校)		全体(97 校)	
経済的困難	14	31.1%	4	36.4%	11	32.4%	2	28.6%	31	32%
ひとり親	19	42.2%	2	18.2%	14	41.2%	1	14.3%	36	37.1%
共働き	11	24.4%	5	45.5%	7	20.6%	0	0%	23	23.7%
DV	2	4.4%	0	0%	1	2.9%	0	0%	3	3.1%
無関心	7	15.6%	3	27.3%	5	14.7%	0	0%	15	15.5%
心身不安定	5	11.1%	1	9.1%	0	0%	0	0%	6	6.2%
理解不足	18	40%	4	36.4%	7	20.6%	3	42.9%	32	33%
障がい	3	6.7%	1	9.1%	1	2.9%	5	72.4%	10	10.3%
外国人	3	6.7%	0	0%	3	8.8%	0	0.0%	6	6.2%
その他	6	13.3%	2	18.2%	6	17.6%	1	14.3%	15	15.5%

学校での歯科保健指導「していない」16.8%

「学校で実施している歯科保健指導についてお答えください（複数回答可）」については、「歯みがき」62%、「食生活」38.3%、「フッ化物」2.2%、「その他」28.8%だったが、「していない」との回答が16.8%あった。

歯科保健指導の取り組み(複数回答)

	小学校(129 校)	中学校(58 校)	高校(72 校)	特別支援学校(15 校)	全体(274 校)	
歯みがき	116	27	12	15	170	62%
食生活	71	18	11	5	105	38.3%
フッ化物	2	1	1	2	6	2.2%
その他	35	15	29	0	79	28.8%
していない	4	16	26	0	46	16.8%

小学校の状況

回収件数	129	件		
A　検診受診児童数	42,609	人		
B　要受診児童数	14,082	人	33%	(B/A)
C　歯科受診児童数	7,647	人	54.3%	(C/B)
口腔崩壊児童数				
いた	45	校	34.9%	
人数	110	人		
いなかった	80	校	62%	
無回答	4	校	3.1%	
家庭状況（複数回答）			45 校中	
経済的困難	14		31.1%	
ひとり親	19		42.2%	
共働き	11		24.4%	
DV	2		4.4%	
無関心	7		15.6%	
心身不安定	5		11.1%	
理解不足	18		40%	
障がい	3		6.7%	
外国人	3		6.7%	
その他	6		13.3%	
歯科保健指導（複数回答）			129 校中	
歯みがき	116		89.9%	
食生活	71		55%	
フッ化物	2		1.6%	
その他	35		27.1%	
していない	4		3.1%	

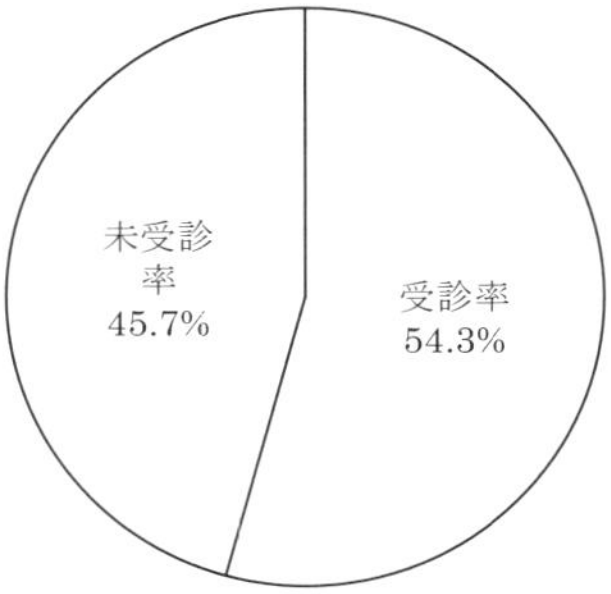

小学校の未受診率 45.7%

県内で 2016 年度の「学校歯科健診を受けた児童数」と、そのうち「要受診と診断された児童数」、要受診のうちで「歯科受診した児童数」を尋ねた。

要受診と診断された児童は 33%、そのうち歯科医療機関を受診した割合は 54.3%、未受診率が 45.7%となっている。

公・私別に見ると、公立で要受診率が 33.5%、未受診率が 45.8%、私立で要受診率が 14.7%、未受診率が 34.2%となっている

口腔崩壊 34.9%「いた」

「2016 年の学校歯科健診で、口腔内が崩壊状態（一人で、むし歯が 10 本以上ある、歯の根しか残っていないような未処置歯が何本もあるなど、咀嚼が困難な状態）と見られる児童がいましたか」と尋ねたところ、34. 9%の学校で口腔崩壊児童が「いた」との回答があった。

公・私立別に見ると、公立で 35. 4%、私立で 3. 2%の小学校から口腔崩壊児童がいるとの報告があった。

口腔崩壊の状況については、「低学年に多く、乳歯が全てむし歯になっている児童が数名いた」（尼崎市）、「困難な家庭状況です。経済的にも困難です。ネグレクト傾向の母親、一度は受診するが続けられない母親です。子どもは二人は元気、一人は大人しく、一人は不登校です」（神戸市・灘区）という事例などが寄せられた。

資料　学校歯科治療調査報告書

中学校の状況

回収件数	58	件	
A　検診受診生徒数	20,186	人	
B　要受診生徒数	5,841	人	28.9%
C　歯科受診児童・生徒数	2,104	人	36%
口腔崩壊児童数			
いた	11	校	19%
人数	17	人	
いなかった	47	校	81%
無回答	0	校	0%
家庭状況（複数回答）			11校中
経済的困難	4		36.4%
ひとり親	2		18.2%
共働き	5		45.5%
DV	0		0%
無関心	3		27.3%
心身不安定	1		9.1%
理解不足	4		36.4%
障がい	1		9.1%
外国人	0		0%
その他	0		0%
歯科保健指導（複数回答）			58校中
歯みがき	27		46.6%
食生活	18		31%
フッ化物	1		1.7%
その他	15		25.9%
していない	16		27.6%

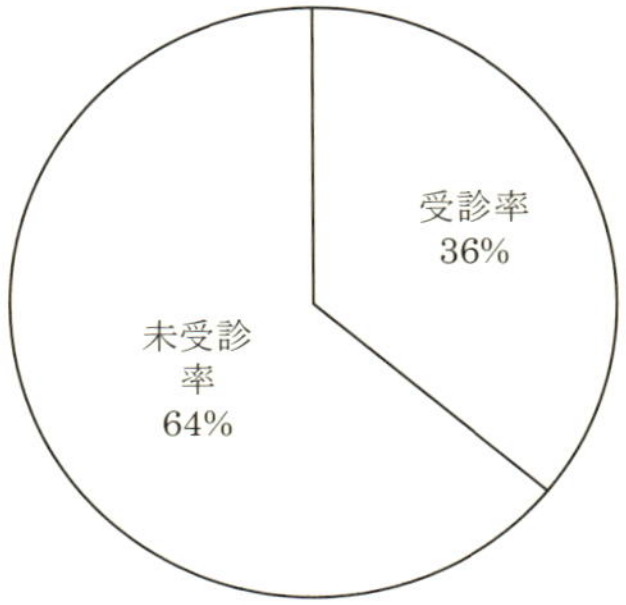

中学校の未受診率 64%

県内で2016年度の「学校歯科健診を受けた生徒数」と、そのうち「要受診と診断された生徒数」、要受診のうちで「歯科受診した生徒数」を尋ねた。

要受診と診断された生徒は28.9%、そのうち歯科医療機関を受診した割合は36%、未受診率が64%となっている。

公・私別に見ると、公立で要受診率が30.8%、未受診率が64.3%、私立で要受診率が18.9%、未受診率が61.1%となっている

口腔崩壊 19%「いた」

「2016年の学校歯科健診で、口腔内が崩壊状態（一人で、むし歯が10本以上ある、歯の根しか残っていないような未処置歯が何本もあるなど、咀嚼が困難な状態）と見られる生徒がいましたか」と尋ねたところ、36. 4%の学校で口腔崩壊生徒が「いた」との回答があった。

公・私立別に見ると、公立で22%、私立では０%の中学校から口腔崩壊児童がいるとの報告があった。

口腔崩壊の状況については、「半数以上がう歯。歯肉炎も重度。固いパンが食べられない。学校から学校歯科医の先生の所へ通院中だが、治療していただいてもいたちごっこのようにう歯ができる。学校だけで歯みがきさせても夜や週末は出来ていない。生活保護で治療費の自己負担が無いにもかかわらず通院させてない」（神戸市長田区）という事例などが寄せられた。

高等学校の状況

回収件数	72	件	
A　検診受診生徒数	46,397	人	
B　要受診生徒数	14,440	人	31.1%
C　歯科受診児童・生徒数	2,267	人	15.7%
口腔崩壊児童数			
いた	34	校	47.2%
人数	206	人	
いなかった	38	校	52.8%
無回答	0	校	0%
家庭状況（複数回答）			34 校中
経済的困難	11		32.4%
ひとり親	14		41.2%
共働き	7		20.6%
DV	1		2.9%
無関心	5		14.7%
心身不安定	0		0%
理解不足	7		20.6%
障がい	1		2.9%
外国人	3		8.8%
その他	0		0%
歯科保健指導（複数回答）			72 校中
歯みがき	12		16.7%
食生活	11		15.3%
フッ化物	1		1.4%
その他	29		40.3%
していない	26		36.1%

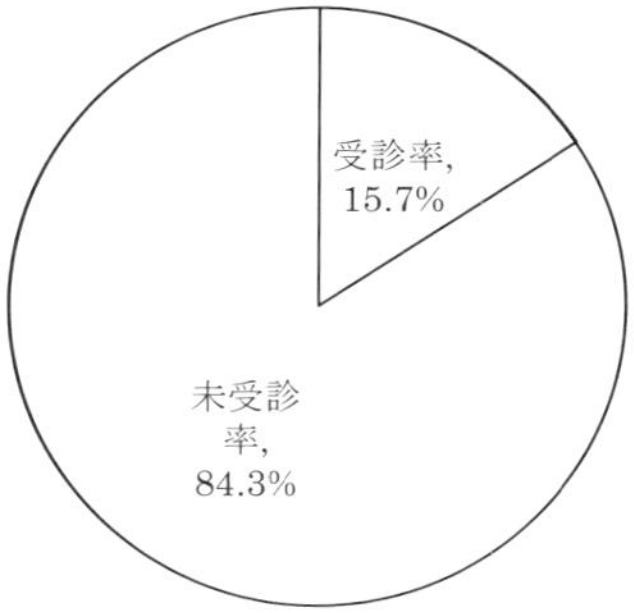

高等学校の未受診率 84.3%

県内で2016年度の「学校歯科健診を受けた生徒数」と、そのうち「要受診と診断された生徒数」、要受診のうちで「歯科受診した生徒数」を尋ねた。

要受診と診断された生徒は31.1%、そのうち歯科医療機関を受診した割合は15.7%、未受診率が84.3%となっている。

公・私別に見ると、公立で要受診率が32.7%、未受診率が85.5%、私立で要受診率が24.4%、未受診率が77.5%となっている

口腔崩壊 47.2%「いた」

「2016年の学校歯科健診で、口腔内が崩壊状態（一人で、むし歯が10本以上ある、歯の根しか残っていないような未処置歯が何本もあるなど､咀嚼が困難な状態）と見られる生徒がいましたか」と尋ねたところ、47. 2%の学校で口腔崩壊生徒が「いた」との回答があった。

公・私立別に見ると、公立で52. 6%、私立では28. 6%の高等学校から口腔崩壊児童がいるとの報告があった。

口腔崩壊の状況については「崩壊した歯牙のある生徒（歯の根しか残っていない歯のある生徒）1年10名、2年7名、3年6名。個別に受診を勧めていますが反応は悪いです。『困っていない』と言います。リスクを伝えても『フーン』という反応です。保護者に伝えても『子どもが困っていませんから』という受け止めのため受診されにくいです」（姫路市）という事例などが寄せられた。

資料　学校歯科治療調査報告書

特別支援学校の状況

回収件数	15	件	
A　検診受診児童・生徒数	1,223	人	
B　要受診児童・生徒数	506	人	41.4%
C　歯科受診児童・生徒数	191	人	37.7%
口腔崩壊児童数			
いた	7	校	46.7%
人数	13	人	
いなかった	8	校	53.3%
無回答	0	校	0%
家庭状況（複数回答）			7 校中
経済的困難	2		28.6%
ひとり親	1		14.3%
共働き	0		0%
DV	0		0%
無関心	0		0%
心身不安定	0		0%
理解不足	3		42.9%
障がい	5		71.4%
外国人	0		0%
その他	1		14.3%
歯科保健指導（複数回答）			15 校中
歯みがき	15		100%
食生活	5		33.3%
フッ化物	2		13.3%
その他	0		0%
していない	0		0%

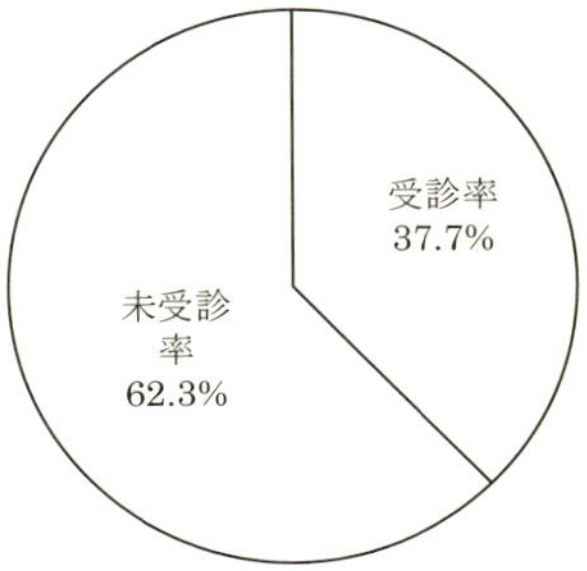

特別支援学校の未受診率 64%

県内で 2016 年度の「学校歯科健診を受けた児童・生徒数」と、そのうち「要受診と診断された児童・生徒数」、要受診のうちで「歯科受診した児童・生徒数」を尋ねた。

要受診と診断された生徒は 41.4%、そのうち歯科医療機関を受診した割合は 37.7%、未受診率が 62.3% となっている。

口腔崩壊 46.7%「いた」

「2016 年の学校歯科健診で、口腔内が崩壊状態（一人で、むし歯が 10 本以上ある、歯の根しか残っていないような未処置歯が何本もあるなど、咀嚼が困難な状態）と見られる児童・生徒がいましたか」と尋ねたところ、46. 7%の学校で口腔崩壊生徒が「いた」との回答があった。

口腔崩壊の状況については、「むし歯が 19 本あり治療歴がない。歯の根しか残っていないような未処置歯が何本もあり、日頃から痛みを訴えている」（加古郡）という事例などが寄せられた。

子どもたちの口腔崩壊の状況や学校での様子

公立小学校

1	尼崎市	口腔内の状況はむし歯が進行し黒くなっている。痛みが無いために放置されている。本人も受診を恐がって行っていない様子。
2	尼崎市	低学年に多く、乳歯が全てむし歯になっている児童が数名いた
3	尼崎市	10 本以上のむし歯がある児童(男子)。学校では大人しく優しい子。
4	尼崎市	う歯が 10 本以上あり、処置歯がない
5	宝塚市	乳歯の現在歯 16 本のうち 14 本がう歯、永久歯は現在歯 7 本のうち 1 本が要観察歯であった。
6	宝塚市	給食は通常通り食べられている。構音障害があり発音が不明瞭。
7	伊丹市	3 人とも未受診。給食は食べることができているが、体調を崩しやすい子どももいる。
8	伊丹市	5 人の内 2 人は治療済、3 人は受診してない。
9	西宮市	むし歯が 10 本以上ある児童。2 人とも低学年でむし歯になっている歯が乳歯であった。
10	神戸市灘区	困難な家庭環境です。経済的にも困難です。ネグレクト傾向の母親、一度は受診をするが続けられない母親です。子どもは 2 人は元気、1 人は大人しく、1 人は不登校です。
11	神戸市長田区	むし歯が 10 本以上あり、歯肉の状態も悪い。受診する様子もない。
12	神戸市兵庫区	上記のような 10 本以上の児童はいませんが、4 本～6 本の児童は多くいます。そういう児童は歯肉状態もよくありません。
13	神戸市北区	歯垢、歯肉の状態、う歯 9 本以上、要観察歯、要注意乳歯、歯列の状態すべてに問題あり。両親も口腔状態が悪い。
14	神戸市須磨区	乳歯、永久歯のう歯数が 7 本以上放置されている児童を挙げました。家庭状況の悪さ、問題行動の多さと比例した名前が並びました。
15	神戸市垂水区	定期歯科検診では永久歯における未処置歯数 10 本(20 本中)、乳歯における未処置歯数 3 本(4 本中)。秋の歯科検診では永久歯における未処置歯数 14 本(23 本中)、乳歯における未処置歯数 1 本(2 本中)。学年が上がるたび増えていく一方で、一度も受診したことがない。口を大きく開けることができず、声も小さい。表情があまりない。食べるのが遅い。
16	明石市	歯垢あり、歯肉炎が見られ、乳歯 6 本永久歯 5 本のう蝕があり、これまで治療したことがない。低学年で不登校であった。登校すれば元気に過ごしていた。4 年生の現在は毎日登校できている。
17	加古川市	乳歯のう歯が 11 本あったが、永久歯(7 本)はう歯は無い
18	加古川市	3 人中 1 人は受診済です
19	加古川市	未処置乳歯 10 本以上ある児童 5 名
20	加古川市	1 人は歯の痛みを訴え、保健室に数回来た。直接保護者に連絡しても、予約はしてあるとか、子どもがイヤがるという答えで受診してもらえない。兄弟が多く不登校傾向の子が多い(違う子もいる)
21	高砂市	乳歯のむし歯が 13 本、学校での様子等特に問題なし。原因不明。
22	西脇市	1 年生児童、乳歯全部がう歯の状態で、咀嚼困難です。長い間放置されていましたが、あごを打つけがをしたため、その後家族の協力で治療が少しづつ進んでいます。
23	加西市	治療するが新しいう歯ができるといった状況
24	加東市	3 年生男児、全て乳歯で 15 本う歯となっています。歯の色も黒くなっているため、笑う時などは歯を見せて笑うことがあまりありません。検診時以外ではあまり人に口腔内を見せたことがありません。1 年生女児。19 本乳歯がう歯の状態です。検診後歯科医院への受診は済です。4 年生女児。歯磨き習慣、生活習慣に問題があるように思います。5 年生男児。歯磨きができていない、みがき方に問題があるように思います。
25	多可郡	永久歯 3 本、乳歯 10 本がむし歯→勧告するがまったく受診していない。永久歯 4 本、乳歯 7 本→歯科受診済み

資料　学校歯科治療調査報告書

26	多可郡	郡・県の平均よりもう歯の児童が非常に多い。歯科に行っている家庭(定期受診)、行かない家庭が二極化している。
27	姫路市	乳歯の前歯がほとんどう歯の状態
28	姫路市	小学3年女児。乳歯永久歯ともに未処置歯が合計14本。COが5本、要注意乳歯が1本。学校では喘息発作の吸入をするために保健室によく来室するが、歯科での訴えで来室することはない。給食に時間がかかる様子。小学1年男児。乳歯5本、永久歯3本の未処置歯がある。偏食のため給食は食べることができず、午前中で早退している。欠席も多く学校生活が充分に送れていない。
29	姫路市	A児、乳歯10本う歯あり、治療済歯なし。B児、永久歯10本う歯あり、治療済歯なし。肥満傾向。歯肉状態「1」、要注意乳歯5本あり。個別で歯みがき指導実施済み。
30	姫路市	むし歯10本の者が1名、12本の者が1名。ほぼ毎日登校し元気に生活している。
31	姫路市	乳歯がすべて黒ずみ歯冠がない。永久歯は少しずつはえかわっているが、むし歯の痛みで2〜3日休む
32	姫路市	乳歯のむし歯が10本以上ある。母子分離不安からくると考えられる不登校傾向があったり、家庭での問題行動がみられたりするなど、生活指導の面で課題がある。また、いずれも学習面においても困難な状態にある。
33	赤穂市	乳歯が20本中13本う歯の児童がいましたが、検診後すぐに受診してくださいました。
34	相生市	乳歯の頃からむし歯が放置されている。奥歯はC4の状態で早期の抜歯が必要。学校では受診のお願いを何度もし、歯みがき指導を個別にしている。
35	たつの市	1人で乳歯のむし歯を10本以上もっている。治療に来るのに車が無いので行くのが難しいことも考えられる。家庭的に母親は言葉が伝わりにくい(フィリピン籍)。地域に歯科医院がない。
36	宍粟市	兄弟では同じように多い。あまり歯をみがいていない。治療に行くことがほとんどない。
37	宍粟市	むし歯が10本以上ある。給食後はきちんと歯みがきをしている
38	揖保郡	給食がゆっくりでしか食べれない(噛めていない)
39	朝来市	1年生入学時より乳歯のう歯15本。兄、姉ともにう歯多い。初期う蝕、咀嚼状況よくない。給食時間かかる遅い。小柄で細い(体格)
40	丹波市	3人とも口腔崩壊にあてはまるかわかりませんが、むし歯が10本程度あります。3-4年生で生え変わりの時期で永久歯に生え変わり、自然とむし歯が減少している感じです。
41	丹波市	むし歯14本。歯の根だけになっている未処置歯もあった。現在は治療され経過観察中である。給食の様子から少食、好き嫌いがあり、食べるのも遅くクラスで最後まで残っていることがある。
42	丹波市	すべて低学年の児童です。永久歯ではなく乳歯のむし歯ばかりです。乳歯のほとんどがむし歯の状態で、歯科医を受診しても治療と言うより抜けるのを待ちましょうという感じです。本人たちはあまり痛みもないのか困っているという様子も伺えません。はみがきについては学校でも指導していますが、給食後のはみがきもなかなか定着しません。
43	豊岡市	1人で10本以上のむし歯を持っているが、軽度う歯のため乳歯はそろっている。
44	淡路市	1人でむし歯が10本以上ある。3人共に元気な男の子で、給食後の歯みがきが徹底しにくい。
45	淡路市	姉弟で両親は商売をして忙しいということと何回か歯科に受診したことがあるが、2人とも「痛かった」というトラウマになっていて、両親は治療させたいと言うがなかなか歯科医の敷居が高そうである。学校でも個人的に話をしているが……なかなか難しい。
46	南あわじ市	乳歯が10本以上むし歯になっている児童が2名。どちらも母子家庭にあり、保護者の歯に関する関心度が低い。または歯科治療に引率する時間が作れないものと思われる。

公立中学校

1	尼崎市	未処置歯13本あった男子生徒がいた。1年生、1・2学期を本校で過ごし、バスケットボール部に所属していた。体格は小柄で、機敏な動きができる生徒だった様子。3学期に家庭の事情で市外転出となった。

2	川辺郡	むし歯 16 本あり。学校にもほぼ休むことなく登校し保健室利用なし。バスケ部に所属し練習に励んでいた。
3	神戸市灘区	3 人とも未処置歯が 10 本以上あるが、特に咀嚼が困難な様子は見られない。
4	神戸市長田区	半数以上がう歯。歯肉炎も重度。固いパンが食べられない。学校から学校歯科医の先生の所へ通院中だが、治療していただいても、いたちごっこのように、う歯ができる。学校だけで歯みがきさせても夜や週末は出来ていない。生活保護で治療費の自己負担が無いにもかかわらず通院させてない。
5	姫路市	学校生活では特に問題はない。本人の歯みがきが不十分であると思われる。（昨年 3～4 月の 1 か月半、突発性背柱側弯症の手術を受け入院。う歯は小学生 4 年生ごろが出来始めている。その頃から側弯症の症状が出始め、歯みがきがしにくくなったため、その後う歯が増えたものと思われます。
6	姫路市	上顎 4-4、下顎両側 7 がう歯状況。本人もう歯であることに恥ずかしいとも思っておらず、歯医者に通院することを嫌がっている状況です。
7	丹波市	6 才時からむし歯の多い生徒である。今年度に入り、むし歯治療を開始しているが、継続して受診できる環境にない。今年度の歯科検診の結果は、歯列・咬合異常なし。顎関節異常なし、歯垢若干付着、歯肉異常なし、現在歯数永久歯 28 本中 13 本がむし歯（上顎 10 本、下顎 3 本）、処置完了歯が 2 本である。学校生活は遅刻・欠席もなく、友人関係も良好である。特に問題はない。
8	淡路市	むし歯が大変多いが本人はまったく気にしていない。受診を勧めても嫌がる。

公立高校

1	尼崎市	多い子は 20 本むし歯と診断されていました。本校には 1～4 年生（15 歳～29 歳）まで在籍していますが、10 本以上むし歯のある生徒は学年が上がるにつれ増加傾向にありました。受診に意欲的でない生徒・家庭が多い印象です。また、働いている生徒も多く、受診できていない現状もあるようです。
2	尼崎市	むし歯 12 本が 3 名、13 本が 1 名。本校学校歯科医はほとんど歯肉は 0 なのですが、12 本のうち 1 人は歯肉 1 で相当ひどかったものと思われます。
3	伊丹市	1 年生 1 人（女子 1 人）、3 年生 3 人（男子 2 人、女子 1 人）。3 年生は勉強もよくできるまじめな男子生徒。陸上部もがんばっていた。その生徒がもっともう歯が多く 14 本もあった。忙しくて受診できていない様子。他の生徒に関しては不明。
4	川西市	未処置歯 10 本が 3 名、11 本が 1 名。処置歯がほとんどないため、早めの病院受診を勧めています。
5	西宮市	特に他の生徒と変わった様子はありません
6	西宮市	う歯 10 本以上。3 人の内 1 人は歯垢・歯肉「1」、2 人は「1」
7	神戸市中央区	定時制ということもあり、生活時間が不規則になりがち。お菓子をよく食べジュース類をよく飲んでいる。17 本のう歯がある者、喪失歯がある者もいる。う歯だけでなく、歯垢・歯肉の状態が悪い。ほけんだより、個別相談で保護者への働きかけもしているが、なかなか受診にはつながらない。
8	神戸市中央区	各担任に聴取したところ特に問題はありませんでした。5 人とも部活動（運動部）に入っています。1 人は学級ではボーッとしているとのことでした。自分の健康についても興味関心が低いようでした。
9	神戸市兵庫区	歯磨きの習慣が全く身についていない。仕事が忙しくて病院に行くヒマがない。お金がない。好きな時間に好きな物（おかし、ジュース）を摂取するため、口腔内の状況は良くないと思います。
10	神戸市長田区	1 名は咀嚼等特に問題ない様子。1 名は甘い飲料物を常に摂取し、集中力が弱い。口が開いていることが多い等の傾向がみられるが咀嚼については不明。
11	神戸市長田区	未処置歯が 10 本以上ある
12	神戸市北区	2 名とも目立った問題はありません

13	神戸市西区	それぞれ未処置歯が 10 本あり
14	高砂市	永久歯のう歯が 10 本以上 3 人
15	高砂市	未処置歯が 10 本以上ある(多い生徒で 16 本)
16	加古郡	1 年生女子 11 本のう歯。2 年生男子 13 本のう歯。3 年生男子 13 本のう歯。3 年制女子 15 本のう歯。4 人とも咀嚼が困難と言う自覚はないが C1～C2 のう歯が 10 本以上。
17	西脇市	C10 本以上
18	姫路市	崩壊した歯牙のある生徒(歯の根しか残っていない歯のある生徒)1 年 10 名、2 年 7 名、3 年 6 名。個別に受診を勧めていますが反応は悪いです。「困っていない」と言います。リスクを伝えても「フーン」という反応です。保護者に伝えても「子どもが困っていませんから」という受け止めのため受診されにくいです。
19	姫路市	3 人とも 10 本以上のむし歯を有する生徒。ただし、3 人ともむし歯の程度は C1～C2 クラスで根しか残っていないような状態ではない。
20	姫路市	奥歯がほとんどう歯+1 本が喪失歯となっている(もともととけやすい歯ですぐにう歯になりやすい歯であると。処置歯は 1 本あり)
21	相生市	う歯 10 本、処置歯も 10 本ある。高 2 で 4 本う歯ができるも治療に行かず上前歯を中心にう歯が増加(上下左右奥歯 8 本は処置済)、ルーズな面が多い。う歯 11 本、1 年の時から 10 本う歯があった。成績は優秀、明るい性格、3 年夏に治療を開始してくれました。う歯 10 本、ひどいう歯はないが処置歯は 0、ルーズな面が多い、1 年次う歯 5 本。
22	相生市	現在歯数 28 本のうち、未処置歯 10 本、要観察歯 2 本。歯垢、歯肉の状態は良好である。前年度は未処置歯 1 本、要観察歯 2 本。受診勧告通知を出しているが返却が無い(全日制)。歯垢や歯列でも要治療であり、痛みを実感しているものの受診したことがない(定時制)。
23	赤穂郡	特に問題なく、普通に学校生活は過ごしている
24	篠山市	未処置 20 本。1 年生の時から本人、保護者に受診を促しているが、受診につながらない。
25	丹波市	強い痛みはないが、冷たいものはしみる。マスクを付けていることが多く、口の中を見せたがらない。前歯等普段見える歯で黒くなっている箇所がある。
26	丹波市	むし歯が 10 本以上あるが、歯根しか残っていない状態、咀嚼が困難な状態までは見られない
27	豊岡市	歯の変色が目立ち、前歯の歯並びの悪さもあり滑舌が気になります。それほど固いものを食べたわけではないのに歯が欠けてしまったという訴えもありました。

私立高校

1	西宮市	未処置歯 10 本
2	神戸市須磨区	1 人は学力低い。1 人は学力良い、大人しい、運動部に所属。1 人は不規則な生活態度、偏食、学力低い。

特別支援学校

1	伊丹市	13 本の永久歯がむし歯になっている。かみにくく丸飲みに近い状態。痛みを感じていない様子。ご家庭ではお茶の代わりにジュースを飲んでいる。
2	神戸市垂水区	体調を崩しやすい
3	明石市	むし歯 10 本以上で、なかなか病院へ行けてない。学校では食後歯ブラシで歯みがきを行っている。歯石も多い。もう一人はアレルギーが多岐に渡っており受診が中々難しい。また、本人の歯科への抵抗が非常に強い。歯ブラシでブラッシングを行っているが、歯磨き粉はなし。
4	加古郡	う歯が 10 本以上ある
5	加古郡	むし歯が 19 本あり治療歴がない。歯の根しか残っていないような未処置歯が何本もあり、日頃から痛みを訴えている。
6	三田市	未処置歯が 10 本以上ある 16 本、歯垢・歯肉の状態も不良。
7	不明	2 名歯の根しか残っていないような未処置歯がある。学校では毎日給食後に歯磨きをしている。

家庭状況　「その他」への記入

家庭で歯みがきの大切さ、歯や健康の大切さを感じていない。清潔にする習慣が身についていない。
本人が無関心
商売している
本校は15～70代までの幅広い年齢の生徒が在籍しており、かつ通信制高校のため一人ひとりの状況の把握ができていない。
家庭状況が悪いとは感じないが、本人が怖いなどの理由で受診したがらない様子。う歯10本以上とまではいかないが、5～9本う歯がある生徒が8人、1～4本が38人いる。その中にはひとり親家庭、経済的困難など、上記の家庭状況の生徒が多い。
3人とも普通の家庭
アレルギーが多い
現在は本校生徒ではないのでお答えできません。
本人の理解不足と無関心
子が「イヤだ」と言うため受診していないのではないか

保健指導　「その他」への記入

ブラッシング等の保健指導、はみがき大会参加
歯科衛生士による指導
噛むトレーニング
保健だより等での啓発
歯こう染色（校医）、かみかみセンサーなど
保健だよりでの啓発
ブラッシング指導
受診の促し　う蝕・歯肉について
保健学習、ブラッシング指導、歯科医による講話
かむことの大切さ
・噛む　・歯の価値観を高める
そしゃく（よくかむことについて）、歯周疾患予防
学級指導による虫歯のでき方（脱灰など）
保健だより啓発
ほけんだよりでの啓発
歯磨きカレンダーの実施
歯科衛生士による口腔衛生指導
保健だより等による保健指導
現在の口腔内の様子を振り返り、受診の必要性を説明する個別指導
保健だよりにて歯みがき、食生活などの指導
給食後の歯みがき
公的な支援の利用。医療券、子ども医療（医療費負担軽減）
歯列、開口等
発達段階に応じた歯の知識と歯みがきカレンダー
歯周病予防
学校歯科医による歯の講話
ほけんだよりににて啓発
保健学習（教科での学習）
講演会
口腔写真撮影
保険だより
歯科衛生士による親子歯みがき指導を2年生に実施した
かむ大切さ
歯科校医によるブラッシング指導
咀しゃく・う歯等について
未受診者の個別指導
歯科学院専門学校生による口腔衛生指導1・3・5年
学校歯科医による講話を実施

神戸市単独集計

全体

回答学校数		50	校		
A	健診受診児童・生徒数	25,448	人		
B	要受診児童・生徒数	6,744	人	26.5%	(B/A)
C	歯科受診児童・生徒数	1,999	人	29.6%	(C/B) 未受診率70.4%
口腔崩壊児童・生徒数					
	いた	19	校	38%	
	人数	112	人		
	いなかった	21	校	42%	
	無回答	0	校	0%	
家庭状況（複数回答）		19			
	経済的困難	13		68.4%	
	ひとり親	12		63.2%	
	共働き	5		26.3%	
	ＤＶ	2		10.5%	
	無関心	4		21.1%	
	心身不安定	1		5.3%	
	理解不足	7		36.8%	
	障がい	1		5.3%	
	外国人	1		5.3%	
	その他	3		15.8%	
歯科保健指導（複数回答）					
	歯みがき	22		44%	
	食生活	8		16%	
	フッ化物	6		12%	
	その他	0		160%	
	していない	11		22%	

小学校

回収件数		19	件		
A	健診受診児童数	8,139	人		
B	要受診児童数	2,159	人	26.5%	(B/A)
C	歯科受診児童数	1,197	人	55.4%	(C/B) 未受診率44.6%
口腔崩壊児童数					
	いた	6	校	31.6%	
	人数	17	人		
	いなかった	13	校	68.4%	
	無回答		校	0%	
家庭状況（複数回答）	19				
	経済的困難	6		31.6%	
	ひとり親	4		21.1%	
	共働き	1		5.3%	
	ＤＶ	1		5.3%	
	無関心	2		10.5%	
	心身不安定	1		5.3%	
	理解不足	18		94.7%	
	障がい	3		15.8%	
	外国人	3		15.8%	
	その他	1		5.3%	

歯科保健指導（複数回答）					
	歯みがき	17		89.5%	
	食生活	6		31.6%	
	フッ化物	0		0%	
	その他	0		0%	
	していない	1		5.3%	

中学校

回収件数		8	件		
A	健診受診生徒数	3,046	人		
B	要受診生徒数	665	人	21.8%	(B/A)
C	歯科受診生徒数	187	人	28.1%	(C/B) 未受診率71.9%
口腔崩壊児童・生徒数					
	いた	2	校	25%	
	人数	4	人		
	いなかった	6	校	75%	
	無回答	0	校	0%	
家庭状況（複数回答）		2			
	経済的困難	1		50%	
	ひとり親	1		50%	
	共働き	2		100%	
	ＤＶ	0		0%	
	無関心	1		50%	
	心身不安定	0		0%	
	理解不足	1		50%	
	障がい	1		50%	
	外国人	0		0%	
	その他	0		0%	
歯科保健指導（複数回答）					
	歯みがき	2		25%	
	食生活	2		25%	
	フッ化物	0		0%	
	その他	4		50%	
	していない	3		37.5%	

高校

回収件数		21	件		
A	健診受診生徒数	14,125	人		
B	要受診生徒数	3,861	人	27.3%	(B/A)
C	歯科受診生徒数	598	人	15.5%	(C/B) 未受診率84.5%
口腔崩壊児童・生徒数					
	いた	10	校	47.6%	
	人数	89	人		
	いなかった	11	校	52.4%	
	無回答	0	校	0%	
家庭状況（複数回答）		10			
	経済的困難	6		60%	
	ひとり親	7		70%	

	共働き	2		20%	
	ＤＶ	1		10%	
	無関心	1		10%	
	心身不安定	0		0%	
	理解不足	2		20%	
	障がい	0		0%	
	外国人	1		10%	
	その他	2		20%	
歯科保健指導（複数回答）					
	歯みがき	1		4.8%	
	食生活	0		0%	
	フッ化物	0		0%	
	その他	13		61.9%	
	していない	7		33.3%	

特別支援学校

回収件数		2	件		
A	健診受診児童・生徒数	138	人		
B	要受診児童・生徒数	59	人	42.8%	(B/A)
C	歯科受診児童・生徒数	17	人	28.8%	(C/B) 未受診率71.2%
口腔崩壊児童・生徒数					
	いた	1	校	50%	
	人数	2	人		
	いなかった	1	校	50%	
	無回答	0	校	0%	
家庭状況（複数回答）		1			
	経済的困難	1		100%	
	ひとり親	0		0%	
	共働き	0		0%	
	ＤＶ	0		0%	
	無関心	0		0%	
	心身不安定	0		0%	
	理解不足	0		0%	
	障がい	0		0%	
	外国人	0		0%	
	その他	0		0%	
歯科保健指導（複数回答）					
	歯みがき	2		100%	
	食生活	0		0%	
	フッ化物	0		0%	
	その他	0		0%	
	していない	0		0%	